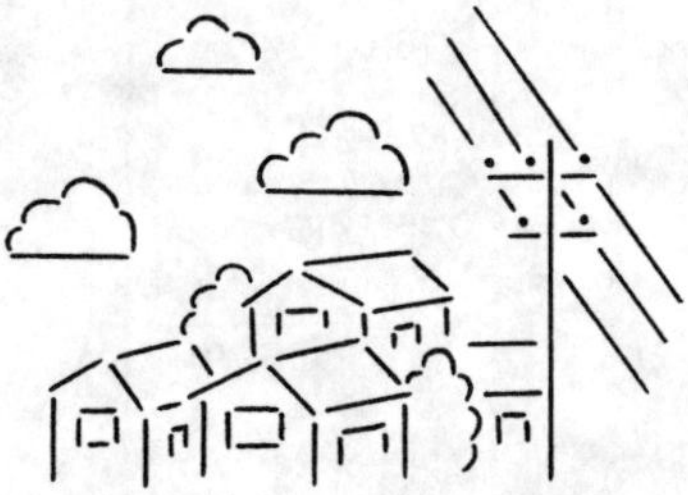

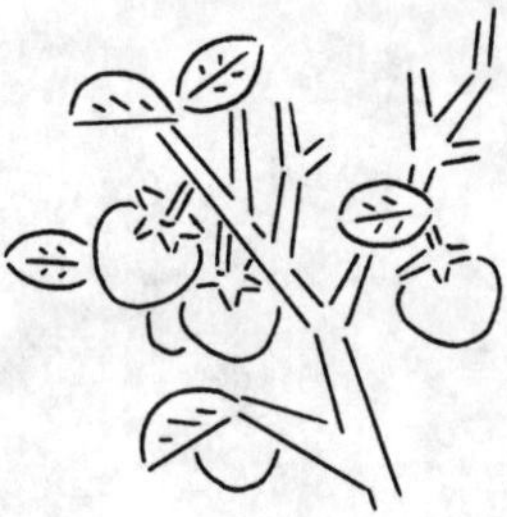

いのちの終《しま》いかた

「在宅看取り」一年の記録

下村幸子

もくじ

＊文中の患者とその家族はすべて仮名です。また、断りのないかぎり人物の肩書きや年齢、各種データなどはすべて番組取材時のものです。

装丁・本文デザイン・イラスト　鈴木千佳子　校閲　福田光一　DTP　滝川裕子

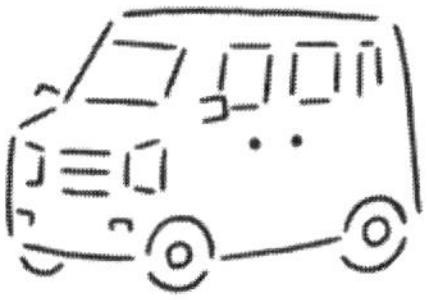

序章

風変わりな医師

出会い

「面白いお医者さんがいるんだけどさ」

本書の元となった番組の企画は、プロデューサーとのよもやま話から始まった。

かつて私が制作したドキュメンタリー番組（ＮＨＫ－ＢＳプレミアム「こうして僕らは医師になる～沖縄県立中部病院　研修日記」二〇一二年八月二五日放送）を見ていた彼は、ひょんなきっかけでそのユニークなお医者さんの話をしてくれた。

その人の名は、小堀鷗一郎《こぼりおういちろう》（八〇歳）。明治の文豪森鷗外の孫に当たり、東京大学医学部附属病院に勤務するエリート外科医だった。しかし定年後、小堀医師は輝かしいキャリアを捨てて、まったく経験のなかった「訪問診療」「在宅看取り」という世界に足を踏み入れた。六七歳のときだった。

以来十数年、自ら軽自動車を運転し、自宅で最期を迎えたいという患者を診《み》てまわる日々。しばしば「看取り」まで引き受けているという。小堀医師が担当する患者には、貧困や家族の問題を抱えている高齢者が多い。ときには患者だけでなくその家族の面倒までみながら、在宅介護がうまくいくように気を配る。

八〇歳にして趣味はマラソン。病院の自分の部屋は質素な屋根裏部屋。プロデューサーの話を聞いて、この一風変わった医師、いや、「先生」に会いたくなった。そこで早速アポイントメントをとってもらい、小堀先生が勤務する埼玉県新座市の病院を訪ねることにした。

二〇一七年八月二日。最高気温が二六℃を下回る、真夏にしてはずいぶん涼しい日だった。小堀先生とは、病院からいちばん近い西武池袋線のひばりが丘駅で待ち合わせの約束をした。駅までわざわざ迎えに来てくれるという。

いったいどんな人物なのか。三〇年近くディレクター業をやっていても、取材先の人物との初対面は緊張する。しかも、医師とくれば最初から難しいことを言われるのではないかと身構えてしまう。だが心配は無用だった。現れたのは、少しくたびれた白い麻のスーツを着て、お医者さんというよりはヘミングウェイ風の優しい目をした、背の高いダンディーなおじさまだった。

先生は挨拶もそこそこに「車は駐車場に停めてあるので」と言って、すたすたと長い脚で歩き始めた。とても八〇歳の足取りとは思えないほどで、あとを追うのがやっとだ。

駐車場に着くと軽自動車が停めてあった。よく見ると、黒い車体のドアには銀色の遠慮がちな文字で「堀ノ内病院」と書かれたプレートが貼り付けられている。

「あ、これね、手づくりなの。ちなみにこの車は自前。ガソリンもね。病院の車を使うと、いちいち細かいことを報告しなきゃいけないから。僕はそういうのが面倒でね」

私は開いた口が塞がらなかった。と同時に、なんだかわくわくしてきた。

病院に着くと、「地域医療センター」と表示のある部屋に案内された。そこには小堀先生を含む四人の医師と、医師のアシスタントをする看護師二人が勤務しているという。とはいえ日中は皆それぞれ出払っているため、朝早くか夕方以外、部屋はもぬけの殻だ。地域に住むおよそ一四〇人の患者をたった四人で診ているため、毎日フル回転なのだ。

取材初日のこの日、早速、先生の訪問診療に同行することになった。このとき先生についた看護師は久保田明美さん（訪問診療医のアシスタントをしている看護師の一人）。三〇代と、この病院では若手である。これまで同じ地域にある別の病院で看護師を務めていたが、二年前から堀ノ内病院に勤務している。小柄なため一見、女子学生のようだが、一〇歳と八歳の子をもつ肝っ玉母さんだ。

先生が戻って来るのを待っていた久保田さんは、その日に訪ねる患者のカルテを準備し、黒い鞄に詰め込んで先生に渡した。受け取った先生は、ふたたび大股でスタスタと部屋を出て行った。私も慌ててあとを追いかける。気が付くと久保田さんも大きな鞄を肩に下げて助手席に駆け込んできた。

「下村と申します。取材にまいりました、よろしくお願いします」と久保田さんに挨拶すると、元気な声で「今日は五軒まわります」と教えてくれた。

すると先生が「下村さんは事前にいろいろ情報を知りたいタイプ？　それとも、あまり詰め込まないで、まずは行って見て、そこでいろいろ感じてからあとで聞くタイプ？」と尋ねてきた。

なんだか医師らしからぬ質問だと思いながら、私は「後者です」とだけ言った。

堀ノ内病院

小堀先生たち訪問診療チームがカバーするのは、病院から半径一六km。ちなみにこれはＪＲ東海道本線の東京―川崎ほどの距離に当たるので、かなり広範囲に及ぶ。

昔は畑道だったと思しき細いくねくねとした道を適度なスピードで走っていく。どこで対向車とすれ違うのかを熟知していて、反対車線の車が近づく前にさっと片側に寄って道を空ける。通い慣れていないと、こうはいかない。

車窓から見える景色は、畑の間に昭和を匂わせる古い家並みがあるかと思うと、突然タウンハウスのような洒落た家が建ち並ぶ区画が現れるといった、実にアンバランスなものだ。歩行者の姿は少なく、時々見かける人は、中高年か高齢者がほとんどだった。

気になったのは、頻繁にすれ違う高齢者サービス業者の車だ。小堀先生によれば、こうした業者は新座市でおよそ一〇〇社。一日に患者の家を何十軒も巡回するらしいのだが、一軒につき数分程度の訪問で終えてしまう。特にこういう業者は、主に高齢者の介護施設などをまわって、短時間で数十人のケアをこなしていくという。

こうした高齢者サービス業者の出現は、国が二〇〇〇年代に入ってから在宅医療、訪問診療を推し進めると同時に、医療と介護の連携を図ってきたことに大きく関係している。加速する社会の高齢化に対し、終末期の医療の現場を病院から自宅に移すことで、増大し続ける医療費を削減するのが国の狙いだ。

しかし、こうした高齢者サービス業者のほとんどは看取りまでは行わない。患者の容態が悪化すれば、あとは病院に任せるといった業者が大半だという。一方、古くから訪問診療チームを備え、高齢者の看取りまで行う体制をもつ堀ノ内病院は、ある意味で特殊だった。

それは、小島武《たけし》院長の医師としての考え方にもとづいている。小島先生と小堀先生は東大医学部時代の同級生で、父親同士が友人でもあったという。

堀ノ内病院は、一九八〇（昭和五五）年に小さな町の診療所からスタートした。小島先生は診療所での診察を終えると、午後は、診療所に来ることのできない地域の高齢者の家を一軒一軒まわって往診をしながら、看取りまで行ってきた。やがて一八九床をもつ総合病院となってもこうした医療体制を崩すことなく、今でも院長自ら週に一回は訪問診療を行っている。

「目指しているのは、治すための医療だけでなく、看取りまで行う医療です。家で面倒がみられなくなったら病院であずかり、また状態がよくなったら家に戻ってもらう。どちらか片方ではなく、両輪でその地域のお年寄りと最期までお付き合いしていける病院にしたい。それが医者としての私の意地だから」。あまり朗々と経営哲学を話すタイプではない小島院長だが、照れながらも、そんなふうに語ってくれた。

初めて見た世界

小堀先生の診療に同行してみると、埋もれている世界がそこにあった。

簡素な一軒家が建ち並ぶ、ごく普通に見える郊外の住宅地だが、ドアを開けてみると驚かされることが少なくない。なにしろ、ごみの散らかる中に寝たきりの老人がいたり、老々介護で今にも共倒れになりそうな夫婦がいたり、障害のある子供が高齢の親の介護をしたりしているのだ。

よく言われる「バラ色の〝在宅〟」とはほど遠い、複雑な問題を抱えた医療の現場だった。そんな状況で、確実に「死」に向かっていく人々に寄り添いながら、どうすれば住み慣れた家で患者本人の意思を尊重した最期を迎えさせてあげることができるのか。日々の仕事のなかで自ら考え、行動に移していく老医師の姿には、厳粛な空気すら感じられた。

しかし同時に、小堀先生のまわりにはいつも笑いや明るさがあった。

長身でちょっとダンディーな先生が診療に来ると、おばあさんたちはぽっと頬を赤らめて恥じらいを見せる。「亡くなった主人に似ているの」、「いい先生です、優しいです。私の好きなタイプ」。そんなやり取りの瞬間もあり、先生のいるところには居心地のよい空気が流れていた。

それは先生が一人ひとりを「患者」として見る前に「人」として見て、尊厳を大切にしながら接しているからである。それがわかってきたのは取材がだいぶ進んでからのことだったが、当初から、ともかくこの先生と患者さんで、ありのままの「在宅医療」の現場を見つめてみたいと心から思った。

その気持ちを一枚の企画書に込めて提出した。最初は六〇分の番組で提案した。しかしBS1の編集長からは「一〇〇分の長編にして、小賢しいことは考えず、ひたすら現場を見つめ続けろ」と指令が出た。

「本当に一〇〇分のドキュメンタリーができるのだろうか」

迷ったが、編集長のひと言で私の心は決まった。「失敗してもいいから、やってみろ！」

タイトルは、「BS1スペシャル　在宅死　〝死に際の医療〟二〇〇日の記録」。

番組制作に当たり、一つ自分に課したことがある。それは、自分でカメラを回すこと。長期の撮影になることが予想されたため制作費を節約したいという気持ちも多分にあったが、取材の際に患者さんやその家族、病院など、医療現場の負担をなるべく少なくしたかったというのが第一の理由だ。

番組は二〇一八年六月に放送され、おかげさまで好評を得て、その後繰り返し再放送されることになった。二〇一九年二月には「NHKスペシャル」としても放送され、これも大きな反響をいただいた。さらに「BS1スペシャル」をもとに映画化されることにもなった。

「在宅死」と聞くと、ある種の重さや暗さを感じる人もいるだろう。できれば死ぬことなんて考えたくもないが、「死」は必ず誰にでもやってくる。そして「死」に至るまでの過程は当人だけではなく、まわりの人々にも大きな影響を与える。そこには夫婦の物語があり、親子の物語があり、そして家族の物語があった。一人ひとりに違った事情があり、異なる「いのちの終いかた」があった。

全部で六四人もの患者さんたちを取材させてもらったが、番組で取り上げることができたのは、そのうちのほんのわずかだ。書籍化に当たり、番組には登場しなかった患者さんを含め、映像では描ききれなかったさまざまなケースのディテールを書き込みながら、私が目の当たりにした「在宅看取り」の現場のリアルを綴っていこうと思う。

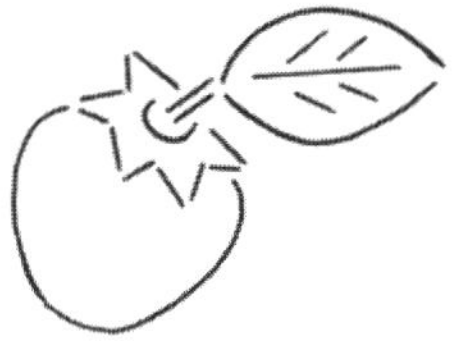

第一章

子が親を看取る

谷川健三さんのケース

47歳の全盲の一人娘が83歳の父親を看取る

末期がんの父の回復を信じる娘

「奇跡としか思えない患者さんがいるんだよ」と先生が言う。聞けば、末期の肺がんだという。

谷川健三さんの訪問診療に同行したのは、取材を始めて一週間ほど過ぎた二〇一七年八月九日のことだった。病院から車で一五分。近くに大きなコンクリート工場が見える畑の脇に建つ、古い木造の一軒家。庭の一角には、立派な柿の木がある。

「堀ノ内病院の小堀です」

先生がベルを押しながら言うと、きれいな声が返ってきた。

「どうぞ、お入りください」

おかっぱの女性がドアを開け、丁寧な挨拶をした。谷川さんの一人娘、洋子さんだ。

勝手知ったる様子の小堀先生は、靴を脱ぐと洋子さんの前を通り抜け、どんどん奥の部屋へと歩いていく。きしむ廊下を過ぎて台所を抜け、ガラス戸を開けると思わぬ光景がそこにあった。せんべい布団一枚を敷いた床に、やせ細った老人が半袖シャツとステテコを着て、寝転がっていた。

〈これが末期のがん患者さん？〉

今まで私が見てきた末期のがん患者は、ベッドに寝ている場合がほとんどだったが、その老人はまるでうたた寝をしているような姿で床に転がっていた。

物音に気付いたのか谷川さんが突然目を開け、声を上げた。

「今日ね、今日ね」。何かを先生に話しかけようとしている。

「元気だって言いたいの？」先生は谷川さんが言いたいことを先回りして言葉にした。

「そうだよ」。このとき八三歳だった谷川さんは、病気のためもあって足腰が弱り、寝たきりの状態だった。「喉が渇いてしょうがない。口がくっついちゃうんだよ」。まるで友達に話すような口ぶりだ。

谷川さんが寝ているすぐ横にあるちゃぶ台に向かって、洋子さんがきちんと正座している。しかし、実は洋子さんはまったく目が見えない。全盲なのだ。長いあいだ大切に着ているのだろう、少し着古した様子の服を身に着けているが、表情はあどけない少女のようだ。とても四七歳には見えない。

幼いころから体が弱かった洋子さんは、七歳のときに失明した。谷川さんは運送会社に勤めながら、洋子さんを守り育ててきた。八年前、妻のあやさんが脳梗塞で倒れ、それ以来、谷川さんはずっと一人で洋子さんとあやさんの二人を世話してきた。そして妻をこの家で看取った三か月後、ついに自分が倒れてしまう。末期まで進行した肺がんだった。

「お薬をのむ前は、一時元気がなくなって返事をするのがやっとだったのですが、このごろは前と同じように会話ができるくらい元気になってきました」。透き通るような声で、洋子さんがうれしそうに先生に報告している。それを聞いていた先生は、少し曇ったような表情で、何も答えない。

〈なぜ、一緒に喜んであげないのだろう〉

ひととおり診察を終えた小堀先生は、「じゃあ元気でね。また来るから」と谷川さんに挨拶したあと、足早に玄関へ向かった。洋子さんもすっくと立ち上がり先生のあとを追った。暗い玄関で二人が向き合っている。私は一瞬、ついて行っていいものか迷ったが、何か重要なことが起きそうな空気を感じて、カメラを回しながら二人を追った。

「僕が言ったこと、覚えてる？　朝起きたらお父さんの顔さわって、冷たいかどうか確認して。もう何が起きてもおかしくない状態だから。今日は、それが起こりそうもない様子だけどね」

「おかげさまで、このまま体力が持ち直してくれればいいなって思っているんですが」

「いや、今が持ち直している状態なんだ。肺の重い病気だからこれ以上は無理なんだよ。いつ出血するか呼吸ができなくなるか、わからないのだからね。この前も話したように覚悟しなければいけないよ。それでも今日みたいな日が一日でも長く続けば、それはそれで大変けっこうなことだけどね」

それまで優しい目をしていた先生が、このときは厳しい目で洋子さんを見つめていた。

「何かあったら、電話してね」

「わかりました。ありがとうございました」

先生が「これ以上は無理なんだよ」と言ったとき、洋子さんの表情が一瞬暗くなったように思えたのは、私の気のせいかもしれない。このやり取りを聞いたとき、私は軽くショックを受けた。全盲のハンデを押して一生懸命に父親を介護している娘に対して、ここまで言うのはあまりにも酷ではないかと感じたからだ。病院に戻ってから、あの玄関での会話について先生に尋ねてみた。

「僕が心配したのは、洋子さんは『わかりました』と言うけれど、本当はわかっていないんじゃないかということ」と小堀先生。

「何がですか」

「そう遠くない日にお父さんが死ぬということをさ」

先生によれば、ほとんどの人が〝死〟というものを受け入れることができないという。患者の家族はもとより、多くの場合、患者本人ですら自らが死んでいくことを実感として受け入れられない。

「僕が担当した患者さんで、末期のがんなのに退院するつもりで奥さんに家から携帯電話を持って来させた人がいたんだ。だけど、やはり退院できずに亡くなった。これ、ある意味で悲惨ですよ。患者もその家族も〝死ぬ〟とは思っていないんだから」。だから先生はことあるごとに、洋子さんに告げてきたという。もうお父さんの命は、そう長くはないということを。

谷川さんと先生の約束

八年前、谷川さんの妻のあやさんが脳梗塞で倒れて在宅療養となったとき、訪問診療を担当したのが小堀先生だった。そうした関係があったため、肺がんが発見された際、谷川さん本人の希望で担当医となった。谷川さんは専門病院に入院するのではなく、在宅療養を希望したのである。

そのころのことで、小堀先生には谷川さんとの間に忘れられない思い出がある。

「体調が悪くて堀ノ内病院で検査した際、谷川さん、気分が悪くなって倒れたんですよ。あの人は帰る足がないから僕が家まで送っていって。当時、奥さんはまだ存命でね。だから車の中で僕は谷川さんに言ったんです。奥さんのことは心配しなくていい。だけど、もしかするとあんたは悪い病気かもしれない、だから娘だけはなんとかしてくれと。そうしたら彼は『わかった』って言ってましたね」

小堀先生は、約束どおり谷川さんの奥さんを在宅で看取った。それ以来、今度は月一回のペースで谷川さん本人の訪問診療を常としてきた。だが、このところ容態が思わしくないのと、呼吸器専門病院の専門医の見立てでは、あと一か月ももたないのではという切羽詰まった状況から、小堀先生はサービス診療と称して、時々ふらっと谷川さんの家を訪れるようにしていた。

前回の訪問から二〇日後。この日も、毎年の恒例行事である谷川家の「ブドウの収穫」に参加するという名目で訪れた。あえてカルテを持たず、その代わりブドウを切り取る花ばさみを携えて呼び鈴を押した。いつものように透き通った洋子さんの声が出迎えた。居間に入ると、今日も床に寝転がっている谷川さんに、まるで友達に話しかけるように声をかける。

「ブドウをとりに来たんだよ」

「そうか。いいだけもいでってよ。甘くておいしいから」

先生は窓を開けて身を乗り出し、ブドウの房をつかんだ。長身の小堀先生にとって、その作業はいとも簡単だ。寝たきりの谷川さんは、窓から差し込む木漏れ日を受けながら、先生がブドウに手を伸ばしている姿をうれしそうに眺めている。

「もっと、とれるだけとっていってよ」

心配していた呼吸困難もないし、声にも張りがある。先生は、病院に帰る車中「信じられないですよ。奇跡的な状態だ」と何度もつぶやいていた。そこで私は聞いてみた。

「病は気からという言葉がありますが、先生は信じられますか」

谷川さんの「生きたい」という気持ちがこの奇跡を起こしているのではないかと思ったからだ。

「それは否定的なときに使う表現ですよね。私は、科学的に証明されないものは信じないことにしているんです」

ならば、末期の肺がんで余命一か月と宣告されていながら、三か月が過ぎて酸素吸入器も使わずに小康状態を保っている谷川さんの状態を、どう説明できるのか。どうやら、先生も答えに困っているようだった。

取材を始めてから一か月ほどたって九月に入ると、番組の企画を通すための時間が必要で、堀ノ内病院を訪ねる時間がとれなくなった。谷川さんのことが心配だったため先生に確認すると、直近の診療では体調は安定していたとのことだったので、とりあえず目の前の仕事に専念した。

番組を制作する際、しばしば提案が正式に採択される前から、必要に応じて取材を始めることがある。特に医療関係の密着取材の場合、私はリサーチの段階からカメラを回すようにしている。状況の変化を映像で描くなら、その前段階から撮影しておかないと難しいことが多いからだ。とは言え、企画が採択されなかった場合は取材に協力してくれた方々に申しわけがたたなくなるため、精神的重圧を感じながらの作業になる。だから一〇月にゴーサインが出てからの取材では、身も心も現場にどっぷりとつかる覚悟ができていた。

以前、研修医のドキュメンタリー番組を制作したとき、いつ何が起こるかわからなかったので病院に泊まり込んで取材をした。今回もその態勢をとりたいと病院にお願いした。幸い、看護師や研修医が宿泊する女子寮が一部屋空いているというので借りることにした。この泊まり込み態勢がなければ、患者さんの大事な「そのとき」を取材するのは難しかっただろう。そして、もう一つ役に立ったのが自転車だ。取材の現場となる堀ノ内病院の周辺は道が狭く込み入っているので、車の運転には気を遣う。そこで自転車を借りることにした。病院に通っているうち、ケアマネ（ケアマネジャー）の方々が近隣の患者さんの家を訪問するのに自転車を利用しているのを知り、それに倣《なら》った。

「郷に入っては郷に従え」は、長年この仕事を続けてきた自分のポリシーである。細かく言えば、服装も郷に従ったものにする。目立つ色を避け、なるべく看護師やケアマネの方々と同じ色の服を身に着けるようにした。そこに私がいることで患者さんが抱いてしまう違和感を少しでも小さくするためだ。取材現場では「自分の存在を消す」。それが、先輩たちから教えられたことだった。

玄関先の百目柿

一〇月一七日、小堀先生が谷川さんの訪問診療に行くというので、再び同行した。この日は他の患者の診療が終わってから、そのまま谷川家に向かった。訪問診療チームに所属する看護師の藤吉絵里さんも一緒だ。久しぶりの谷川家への同行。谷川さんの容態が悪化していないことを祈りつつ先生の車に乗り込んだ。この日は雨。フロントガラスのワイパーが勢いよく雨粒をはね飛ばしていく。

お宅に着くと、先生が玄関先の木を指さして「柿は、まだ早いね」と言った。レンズに雨粒がつかないよう、先生の指す方向に慎重にカメラを向けると、葉の間から黄赤に色づいた大きな柿の実がところどころ顔をのぞかせていた。

「りっぱな柿ですね」。そう言わずにはいられないほど、しっかりした実がなっていた。

「あれはね、百目柿《ひやくめがき》というんだ。だけどまだ早いなあ」

柿は、谷川さんが家を建てたとき、家族で楽しめるように植えたものだ。

いつものとおり先生が呼び鈴を押す。「堀ノ内病院の小堀です」と呼びかけると、すぐに洋子さんのあの澄んだ声がした。「どうぞ、お入りください」

廊下の先にある台所を抜けてガラス戸を開けると、ちゃぶ台越しに谷川さんが寝ている姿が目に入った。涼しくなってきたからだろう、肩まで布団をかぶっている谷川さんはうっすらと目を開いているけれど、半分眠っているようだ。前回訪ねたときより、だいぶ弱々しくなったように感じる。

先生は愛用の折り畳み椅子を谷川さんの顔の横に持っていき、そこに座った。先生が自前の折り畳み椅子を持参するのには理由がある。正座ができないのが理由の一つ。もう一つは、普通の椅子に座るより寝ている患者と目線を合わせやすいからだ。

先生が顔をのぞき込んだそのとき、谷川さんも小堀先生が来たとわかったのだろう。「ははは」と声を出して笑い、起き上がろうとした。先生はすかさず「そのままでいいよ。顔を見に来ただけだから」と言って、起き上がろうとする谷川さんを制した。そして、ぐるりと谷川さんのまわりを見回し、すぐ脇のちゃぶ台の上に食べかけの磯部せんべいを見つけて、洋子さんに尋ねた。

「これは？」

「私のいとこが群馬に行ったというので、お土産を買って来てくれたんです」

どうやら谷川さんのところには親戚が入れ替り立ち替りやって来るらしい。谷川さんが生まれ育ったのも現在の家の近くで、今も近所には親戚が大勢いる。障害のある洋子さんと暮らす谷川さんのことを親戚の皆が気にして、料理を差し入れたり交代で様子を見に来たりしてくれるという。半ば私に聞かせるように、先生が口を開いた。

「だいたい、この人は世話好きなんだ。困っている人には無料で食べ物をあげてたというんだから。親戚がこうやってしょっちゅう顔を出してくれるのも、そういうあんたの人徳なんだよ」

「まあね」

「お、認めたね」

「ははは」。照れながらも先生の言葉に応える谷川さん。こうしたやり取りを聞いていると、二人が医師と患者の関係にあることを忘れてしまいそうになる。二人には何かそれ以上のものがあるような気がする。だからこそ、その柔らかい空気が部屋中に広がって明るい雰囲気を醸し出しているのだ。

「そのうち、(柿を)もぎに来いよ」

「そうだね。だけどまだ少し早いね。いつもだと柿が食べ頃だけど、今年は天候が不順だから」。病気の話を一切することなく、先生は軽く谷川さんの手を握ったあと、病院へ戻るために立ち上がった。

「谷川さん、寒くなってきたから風邪をひかないようにしてくださいね」

看護師の藤吉さんも、挨拶もそこそこに先生のあとを追った。その後ろから洋子さんも私たちを見送るために玄関まで来てくれた。

命の時間の質を上げる

玄関先で先生と洋子さんが話をしていると、藤吉さんが突然声を上げた。

「あらあらあら、叔母さんが、カッパを着て雨の中を」

見ると、雨のしずくでびっしょり濡れた透明のビニールガッパを羽織った年配の女性が、自転車を停めているところだった。

「ああ、谷川さんの妹さんだね」先生が声をかけた。

「はい、お世話になっています」

「東村山から自転車で？　あんた、こんなひどい雨の日に自転車で来たの」

富山初枝さん（八〇歳）。谷川健三さんのいちばん下の妹さんだ。谷川さんが寝込むようになってから、毎週一、二回、自宅から三〇分かけて谷川さんの家に通って来る。

先生は洋子さんに背を向けて、少し小声で初枝さんに谷川さんのことを話し始めた。

「生きているだけでも不思議です」

「はい、亡くなるのは七月と言われていました。もう一〇月ですものね」

「僕も、いつ酸素吸入器を入れるか、いつ吐血するのかと思って、タイミングをみていたんだけど、そんなときは来そうにもないんですよ。専門医にも報告しようかと思っているくらいなんです」

「いつ苦しくなるのか、そればかり考えています」

そう話す初枝さんの表情が曇った。先生は懐から自分の携帯番号を書いた名刺を取り出した。

「容態が急変したりしたら、いつでも電話をください。ただし、夜中はしなくていいですよ。僕が夜中に来て診療をしてもしょうがないから。最期のときは、そのひとときにこそ意味がありますから。彼女がお父上の傍らにいるひとときが、いちばん大事ですからね」

訪問診療を担当する小堀先生は、「延命治療」はしない。むしろ、患者の痛みを軽減し、よりよい最期を迎えられることを優先する。だから、病気そのものを治すのではなく、残された日々が少しでも楽になるように薬などを処方し、最期のときまでの「命の時間の質を上げる」ことに全力を注ぐのだ。そうした診療を続けるなかで、夜中に容態が急変したからといって、先生が来ても何もできることはない。それより家族との最期の時間を大事にしてほしいという思いから、いつもこういう伝え方をする。

先生は、背後に洋子さんがいることをわかったうえで、話を続けていた。

「何回も言って悪いけれど、あんまり夢を持たないでくださいね」

話題を逸《そ》らすように初枝さんが答える。

「だからね、今この子に料理を教えているんですよ。洋子ちゃんに。なんたって、お父さんが今まで全部やっちゃってたから。何もできないの」

初枝さんの言葉を聞いて、先生が少し安心したように見えた。少し間を置き、すぐにいたずらっぽい目をして返す。

「難しい料理ばかり教えてるんじゃないの？　玉子焼きから教えてあげれば？」

「いえね。小さいころから勘がいいから、これがこうでとみんな触らせて、一つひとつ教えれば何でもできるんですよ」

そんな初枝叔母さんと先生の会話を遠巻きにして、玄関奥に立っていた洋子さんは、ちょっとうれしそうな表情を浮かべていた。

帰りの車中で、久しぶりに谷川家を訪れた看護師の藤吉さんが思わず口を開いた。

「谷川さん、ずいぶんと痩せて半分くらいになってしまわれましたね」

「確かに、手もずいぶん乾いていたね。でも無理に点滴で体に水分を入れるより、ターミナル（終末期）になったらむしろ水分をとり過ぎないほうが楽なんだよ。だけど、ちょっと呼吸が苦しそうで、ゼーゼーいってたのが気になったね」

短い時間でも、先生は谷川さんの細かな変化を捉えていた。

谷川さんの人生

その数日後、初枝さんと洋子さんの〝料理教室〟があるというので取材させてもらうことにした。

今日のメニューは、タラの味噌煮だという。火を使う料理だが、大丈夫なのだろうか。

洋子さんが冷凍庫から食材を出して机に並べている。どれもビニール袋に入れて冷凍されているのだが、その袋はかつてお母さんが薬の保管に使っていたものを再利用しているのだという。洋子さんの口癖は、「もったいない」だ。何かを無駄にすることを嫌う。きっと元気なころのお母さんが、ものを大切にすることを教え込んだに違いない。

ビニール袋をカメラで撮影しながらそんなことを考えていると、洋子さんはガスの元栓を手探りで開き、コンロに火をつけ鍋に湯を沸かし始めた。煮立ったところで味噌を入れる。そのためのお玉も菜箸も、すべて場所が決められていて、手際よく作業を進めていく。初枝さんはここぞというとき以外は手を出さない。

叔母さんとの料理教室について、洋子さんに聞いてみた。

「ご飯は炊けるけど、おかずはぜんぜんやったことがなかったんです」

初枝さんが、横から言葉を継ぐ。

「お父さんを安心させるためにも、洋子ちゃんは何でもできるよ、って言ってるんです。洋子ちゃんが『私がつくったんだよ。味みてちょうだい』って言えば、お父さん食べるんですよ」

寝込んだ直後、谷川さんは食事をまったく食べられなくなった。栄養不足となり、一時は口がきけないほどになったという。そのため心配した妹の初枝さんが通って来ることになったのだ。そして、少し状態が落ち着いてきた八月ごろから、初枝さんが洋子さんに料理を教え始めた。洋子さんがつくったものだとわかると、がぜん谷川さんの食が進んだ。それで体力を回復したのではないかと初枝さんは感じている。

味噌が煮立ってきたところでタラの切り身を入れる。しかし、これが洋子さんにとっては一苦労だった。切り身を箸で挟んで鍋に入れようとするが、火が怖くて、鍋の位置と切り身を落とす位置をうまく確認できない。初枝さんが優しく声をかける。

「手でいいのよ。はねるからね、一つずつ。もうちょっと下。さっと落とせばいいのよ」

差し水を少しこぼしてしまうが、初枝さんは怒らない。洋子さんの手をとって根気よく教えている。タラの味噌煮が完成したのは料理を始めてから二時間後だった。でき上がった料理を洋子さんは大事そうにラップにくるんで、夕飯用に冷蔵庫にしまった。

それにしても、なぜ、こうまでして父親の看病を自宅でしたいのだろう。

「専門病院の検査で病名がわかったころに、父も担当の先生から『入院治療と在宅療養のどちらにするか』と聞かれたそうですけど、不自由な娘がいるので入院したくないと答えたらしいんです。私も父の思いどおりにしてあげたいなと思って」

しっかりと父の願いを受け止めている洋子さん。その娘のことを、谷川さんはこう言って褒める。

「洋子は頑張ってるよ。お父さん今日は何食べる、と聞くから、いいよ洋子のつくったものでって言うと、じゃあこれつくるからって、全部料理してくれる。なまじっかな人にはかなわないよ」

私には、洋子さんの心からの介護が、谷川さんを「明日も、明日も」と奮い立たせているように思えた。

谷川さんのことをもっと知りたくなった私は、若いころのことを尋ねてみた。農家の五男に生まれた谷川さんは、一七歳のころから親戚の工場で働いてきたという。真鍮《しんちゅう》を溶かす仕事で、その作業は、過酷を極めていた。

「真鍮が溶ける温度は一二〇〇℃。一回に四〇kg溶かす。それを一日に七、八回繰り返す。真夏なんて大変だったよ。だけど給料はよかった。当時のサラリーマンの月給は平均すると七〇〇〇円くらいだったと思うけど、一万八〇〇〇円もらえた。平均の倍以上もらってたんだよ。働くのは嫌いじゃなかったなあ」

過酷な作業で人がどんどん辞めていくなか、仕事熱心な谷川さんは八年間、工場勤めを続けた。私は、思わず「お金がたくさんもらえたから、その仕事を続けたのですか」と問いかけてしまった。

「そうじゃないよ。親戚のおじさんの工場だったからね。呼び込まれちゃったわけだから。親戚のじゃなかったら、とっくに辞めてたよ。人との付き合いと家族を大切にすることが肝心なんだ」

この言葉に私は、谷川さんの揺るがぬ生き方を感じた。

工場を辞めたあとも、また親戚の伝手《つて》で運送会社に勤め、そこで妻のあやさんと出会った。二〇代後半のことだった。やがて二人は結婚。トラックの運転手をしながら幼い洋子さんを育てたという。

ところが八年前にあやさんが脳梗塞で倒れ、寝たきりになってしまった。口から食べることができなくなり、「胃ろう」（腹部に専用の器具を取り付けて、そこから栄養分を摂取する仕組み）を設けた。それでも谷川さんは、病院ではなく自宅で妻の介護を続けることを望んだ。洋子さんの食事をつくり身のまわりの世話をしながら、あやさんの介護も行っていた。洋子さんは、父が母の痰《たん》の除去のために深夜に何回も起きる様子を感じ取っていたという。

床ずれ騒ぎ

堀ノ内病院で取材中に、洋子さんから訪問診療チームに電話が入った。「様子を見に行ったほうが安心でしょうか」と、受話器を取った看護師の藤吉さんが答えた。洋子さんによれば、谷川さんの床ずれがひどいということだった。小堀先生はその情報を受け、早速出かけることにした。もちろん、私も急ぎ同行を願い出た。

「あんな床に四か月以上も寝転がっていて、今まで床ずれができなかったのが不思議なくらいですよ」。先生は運転しながら、そう言った。車を庭に停めていつもの部屋へ入っていくと、寝ている谷川さんの横に洋子さんがいた。先生の到着にほっとした様子だ。

早速診察が始まった。床ずれを確認するため、同行してきた看護師の藤吉さんが谷川さんの衣服を引き上げる。私は谷川さんのあらわになった上半身に声が出そうになるほど驚いた。ほとんど骨と皮だけといっていいほど痩せこけていたのだ。同時に、こんな状態でも人間は生きていられるのだと、生命力にひれ伏したい気持ちになった。私の驚きをよそに小堀先生はいつものように淡々と皮膚のはれ上がっている場所にペンライトを当てて診察している。しばらくそうしてから、やおら口を開いた。「これは床ずれじゃないよ。だいいち、床ずれはこんな横にはできないんだ。床ずれができる場所ではない」。見て確認できない洋子さんの勘違いで、問題の部分は床ずれではなかった。

洋子さんが釈明する。「時々、背中もかゆくなって、かいてくれって言われるから」

先生は、笑いながら洋子さんに言った。

「あなたも、親切にかき過ぎなんだよ。薬塗っときゃ、すぐ治るよ」

先生の言葉に、まるで洋子さんをかばうように谷川さんが付け加える。

「なんともないよ。ほっといたら治るよ」

なんともないと言う谷川さんをよそに、小堀先生は藤吉さんに薬を塗ってガーゼを貼るよう指示を出した。「ほっとくと、なんともあっちゃうよ。洋子がかき過ぎたんだよ」

小堀先生の「洋子のかき過ぎだ」という言葉に皆が笑っても、谷川さんは「かいてもらったあとから、またすぐかゆくなるんだ」と言って、ひたすら洋子さんをかばい続けた。

ひととおりの処置が済むと、谷川さんが急に柿の話をし始めた。

「百目柿はおいしいよ。下のほうはまだだけど、上のほうはもうそろそろかな」

「上のほうは、高くてとれないよ」と小堀先生も応える。

「梯子《はしご》を掛ければ」

「私は、高所恐怖症だから登れないよ」

「今度、調子のいいときにでも、もいでやるよ」

「今もいでもらうわけにはいかないからね」

「頑張るからね。お互いに頑張ろうね」

谷川さんと小堀先生との柿をめぐってのやり取りは、まるでエールの交換をしているように私には聞こえた。帰りの車中、先生はこんな感想を漏らした。

「谷川さんは、お互いに頑張ろうなんて言ってたけど、自分でも頑張ろうと思っているんですね。気になりました。やっぱり娘のために（死ぬわけにはいかない）、という気持ちがあるんじゃないかな」

弱りゆく体

一〇月も下旬に入ったころ、洋子さんが普段どのように谷川さんを介護しているかを知りたくて、取材させてもらえないかと電話で連絡をとった。正直に言えば、このころ谷川さんの命が尽きてしまいそうな気がしてしかたがなかったのだ。そのときがやってくる前に、父と娘のプライベートな姿を記録しておきたかったからでもある。電話に出た洋子さんは「父に聞いて来ます」と言った。私は、電話口で長い間待たされた。

小堀先生から、「谷川さんは厳しい人で、気に入らなければ絶対に『うん』と言ってくれないから、断られるかもしれないよ」とも言われていたので、覚悟はしていた。しかし、幸いにも取材の了解をもらえた。早速、父娘の一日の様子を取材させてもらうため、弁当持参で一人で谷川家を訪ねた。

この日、部屋に入ると谷川さんは新聞を手に、眼鏡をかけたまま眠っていた。洋子さんによると、今まで谷川さんが新聞小説を朗読し、それを点字にしていたのだという。目が見えなくなってから、洋子さんはこうやって父から点字のトレーニングを毎日欠かさず受けてきた。そのため、洋子さんの点字速記の腕前は相当なものらしい。

お昼近くになったころ、洋子さんはこれから「うどん」をつくると言った。叔母さんの手助けなしに、どの程度できるようになったのだろうか。

「一人でつくっているところを見られるのは初めてなので緊張します」と言いながらも、てきぱきと準備を進める洋子さん。なんと、私の分までうどんの玉が用意されていた。

「洋子さん、お弁当持ってきたから、私の分は大丈夫よ。ありがとう」

「でも、せっかくだから食べていってください。失敗するかもしれませんけれど」

洋子さんに負担をかけてしまうことになるので一瞬ためらったが、彼女の厚意なので、いただくことにした。洋子さんはつゆを煮立たせたあとに、うどんの玉を父親、自分、そして私の分も加えて鍋に入れ、時間を計り始めた。

洋子さんの腕時計はガラスの蓋が開くようになっており、時計の針を指でさわって時刻を読み取ることができる。視覚障害者用の特別な時計だ。両親が中学校入学祝いに購入してくれたものを今も使っているという。針に触れては、つゆに浸したうどんをかき混ぜる。

「お父さんが食べやすいように、ちょっと長めに煮込むんです」

うどんを煮込んでいる間、私は、洋子さんに聞いてみたいことがあった。

「お父さんの介護を、お休みしたいと思ったことってある？」

「母の介護をずっと父がやっていたのを知っているし、私しか子供がいないから、もし私がやらなければ父は施設に入らなければいけなくなります。父の面倒をみるのは苦にならないです」

洋子さんは静かにそう答え、さらに付け加えた。

「七月下旬、父の体調がすごく悪くなったころは、どうなるのか本当に心配で、不安でたまらなかったんです。父の世話をする元気もなくなってしまいました。でも、お盆が過ぎて叔母が定期的に来てくれるようになって、食事をつくってくれて、父も元気になってきました。それから自分の気持ちも変わってきたんです。そのころから、改めて父の介護をしっかりやる覚悟ができました」

ひと言も不平を漏らさず懸命に父親の介護をする洋子さんの姿に、いささか完璧すぎないか、いつか精神的に疲れ切ってしまうのではないかと心配していたが、洋子さんにも心の揺れがあったことを知って少し安心した。そうした気持ちの揺れは、あって当然だろう。だが病状がよいときも悪いときも一緒に過ごしていくうちに、介護する側の覚悟は次第に固まってくるのかもしれない。

私がそんな思いを巡らす間にも、洋子さんの指は自分の腕時計の針を触っていた。

「あ、もうそろそろかも。うん、これで大丈夫。できました！」

まずは、お父さんのうどんを慎重に器によそう。盆の上にその器と谷川さん専用の箸を置いて、父親が寝ている部屋へ運ぶ。

「お待ちどおさま」

洋子さんのその透き通った声に、今までうつらうつらとしていた谷川さんが目を開いた。

「ははは、ありがとう」

谷川さんには、もう起き上がる力はない。顔の横やそのまわりにあるペットボトルなどを押しやり、わずかに隙間ができたところに盆を引き寄せる。寝たまま横向きになり、器から箸で一本のうどんを挟み取り、口元に引っ張っていく。長いうどんの後端は、まるで蛇のように枕の上をはって、谷川さんの口元へと吸い込まれていく。

途中で切れて枕の上に取り残された一本があった。谷川さんは必死に箸でつかみ取ろうと何度も挑戦する。その様子に、全盲の娘が腕によりをかけてつくってくれたうどんを無駄にしてたまるかという父親の「優しさ」と「生きようとする意地」のようなものを感じずにはいられなかった。

しかし三〇分もかけて谷川さんが口に入れたうどんは、わずか三本。もう、ほとんど食べられない状態だったのだ。

「ようこぉー」。谷川さんが、思いのほか大きな声で洋子さんを呼んだ。

「なあに、お父さん」。台所に戻っていた洋子さんは、どんなに離れていても父親の声がすれば敏感に反応する。すぐに、父のもとへやって来た。

「お父さん、もうお腹いっぱいになっちゃったよ」。そう言いながら、谷川さんは、まだうどんがたくさん残っている器を乗せた盆を洋子さんに差し出す。洋子さんは、どれほどの量を父親が食べたのか正確には確認できない。それでも、「お腹いっぱい」という父の言葉に笑顔を浮かべながら、「おかるうございました（お粗末さまでした）」と丁寧に挨拶したあと、盆を引き取って立ち上がった。

「うどん、どうだった」と尋ねる娘に、父親は「おいしかったよ、ははは」と、いつものように笑って答えるのだった。

マッサージの時間

谷川さんの昼食が済むと、洋子さんと私の昼食の時間になった。私はカメラを置いて、洋子さんがつくってくれたうどんを相伴させていただくことにした。

こんなときは取材者という立場を忘れ、洋子さんの友人でありたいと思う。お父さんのためによく煮込んだうどんは、しっかりつゆがしみていて本当においしかった。

「自分のつくったものを、お父さん以外の人に初めてご馳走しました。大丈夫でしたか」と恥ずかしそうに味を尋ねる洋子さんに、涙声になりそうなのをぐっと堪えて、「とってもおいしいわよ！」と答えた。元気なころの谷川さんの話をゆっくり聞こうと思っていたのだが、意外だったのは、洋子さんの食べ方だった。何といっても早いのだ。まるでかき込むように食べる。それには、理由があった。

「ようこぉー」。ちょうどうどんを食べ終わった洋子さんに、また谷川さんの声が届いた。

「お父さん、どうしたの？」洋子さんが谷川さんの布団の横に駆け寄る。トイレの時間だった。自分で立ち上がってポータブルトイレに移動する体力はないので、排尿用の器を使っていた。大便の際は、洗面器をお尻の下に差し入れて用を足すようにしているという。

谷川さんが、使い終えた尿器を洋子さんに差し出した。それを両手で受け取った洋子さんは「ありがとう」と言う。誰が尿器を渡されて礼の言葉を口にできるだろうか。洋子さんは当たり前のようにそう言ってから、尿器を大事そうに抱えてトイレに向かった。

洋子さんの用事はこれで終わったわけではない。次から次へとやるべきことがある。ゆっくり食事をする時間はなかった。父親の食事や用足しが終わったあとは、洗濯物の整理。タオルから下着まで、畳んで引き出しの決まった位置にしまっていく。母親の遺影がある仏壇の前で、洗濯物を一つひとつ丁寧に畳む洋子さんの姿は、いじらしかった。きっとお母さんが元気なころ、洗濯物はこうやって畳むんだよと教えられたとおりのやり方で今もやっているのだろう。

ふと谷川さんのほうに目を向けると、すやすやと眠りに入っている。すると、洗濯物を畳み終えた洋子さんが言った。「これから、父のマッサージをします」

洋子さんは盲学校でマッサージを習得し、資格もとっている。その腕前は小堀先生も太鼓判を押すほどだ。父親の足元の布団をそっとめくり、脚をマッサージし始めた。

「お父さん、また痩せちゃったね」と、きわめて明るく声に出して言った。妙に切ない。

一方、マッサージを受けている谷川さんは、気持ちよさそうな寝息を立てていた。私は、この親子の時間がいつまでも続いてほしいと祈った。

緊急連絡

一一月に入った。このころになると、谷川さんはほとんど眠っていることが多くなった。小堀先生は週に一回は谷川家に顔を出すようにしていた。軒先の百目柿は、すっかり色づいている。

「おはようございます」

「先生が来ましたよ。目は開く？」同行した看護師の藤吉さんが呼びかける。

「柿がね、色づいてきましたね。柿の色がよくなってきた」。谷川さんの意識を刺激するためなのか、先生はいつも谷川さんの興味を引きそうな話題をさりげなく持ち出す。「もう食べ頃ですよね」

その言葉を聞いた谷川さんが目を開いて声を発した。「よっしゃー！」

「あなたがとってくれないとね」

「まだ、早いよ。匂いが出てればいいけど」

「何の芽が出る、柿？」

「芽じゃないよ、匂いだよ。そうしたら、もげるんだ。柿の下に行くと、ふわぁーんと匂ってくる」

「なるほどね」

病気の話は一切せず、話題にしたのは百目柿のことだけだった。


その二週間後の早朝、洋子さんから小堀先生に緊急の電話が入った。連絡を受けた私は仮住まいさせてもらっている女子寮から急いで病院へ向かい、先生の車に飛び乗った。いつもは慎重な運転をする先生だが、このときばかりはアクセルを強く踏んだ。車窓の外の風景が飛ぶように後方に流れ去っていく。

「どんな様子で？」私は、電話のやり取りの詳細が知りたかった。何よりも洋子さんが心配だった。

「えー、電話がかかってきて、反応がない、と」。先生は言葉少なに、まっすぐ前を向いたまま教えてくれた。私はそれ以上聞くのをやめて、カメラを回し続けた。

いつもの場所に車を停めて、先生は呼び鈴も押さずに玄関を開けた。どうしてドアが開いていることを察したのかわからないが、とにかく一刻も早くという先生の思いが背中から伝わってくる。

いつもの暗い廊下に洋子さんが立っていた。

「ああ、どうも、どうも。あなたが気付いたの？」先生は、洋子さんの顔をのぞき込んだ。

「あ、先生、申しわけございません」

「あなたが気付いたの？　触ったの？」

「まだ温かかったんですが。息はしてるみたいで。ただ、呼びかけても返事をしなくなっちゃって」

「そうか、そうか」

そこまで聞いたら、先生はもう話さなくていいよというように洋子さんの言葉を遮り、谷川さんのもとへと向かった。口が半開きとなって、白い無精髭が妙に目立つ小さな老人が、布団の中にいた。

「谷川さん、谷川さん！　わかる？」

先生は、谷川さんの耳に顔を近づけて大きな声で名前を呼んだ。

だが、その呼びかけにも何ら反応がない。

「洋子さん、こっちに来られる？　手を握ってあげて。やっぱり、お父さんこれが最期だね」

先生は、洋子さんの肩を抱きかかえるようにして、父親の枕元に来るよう促した。「最期」という小堀先生の言葉を聞いても、洋子さんはとても落ち着いていた。父親のそばで、じっと手を握りながら静かに呼びかける。

「お父さん、お父さん、お手てがつめたい。お父さん」

言い終わると、頭を先生のほうに向けて堰を切ったように話し出した。

「私もいけなかったんですけど、深夜に脚が重たいとか、毛布どかしてくれとか、いろいろ頼まれて。寒いから敷パットの間に入っている毛布を取ってくれって。でも、そうするにはベッドをどかさなきゃいけないから、お父さん無理なこと言わないで、意地悪しないでって言って、泣いちゃったんです。泣かなければよかったって、いま思ってるんですけど」

洋子さんは、父親に毛布をかけてやらなかったことで自分を責めていた。

そんな洋子さんに先生が言葉をかける。

「泣いてもいいんだよ。だって、きれいごとじゃないからね、一生の付き合いというのは。泣いたり笑ったり、いつもどおりの自然な形でお別れしたというので、いいんですよ。改まって、お父さんお世話になりました、なんて言うのはよほどおかしいと僕は思いますよ」

先生独特のいたわりの表現だ。そして、目の見えない洋子さんに谷川さんの様子を細かく説明する。

「今、心臓が止まりかけているね。かすかに呼吸しているけれど、心臓はほとんど止まっている」

やがて、駆け付けた親戚が次々と谷川さんの枕元にやって来た。

「田村だよ。わかる？　しっかりしなきゃだめだよ」。九三歳になる谷川さんの姉だった。

続いて、姪《めい》っ子が呼びかけた。

「おじさーん。よく頑張ったね、よく頑張ったよ。もう頑張れとは言えないよ。おじさん、もう一回話したいね。頑張って！」

「忠さんちの千鶴子姉さんだよ」。呼びかけたのが誰だったのか、父に伝える洋子さん。

「おじさん、私来たよ！　澄子が来たよ」。谷川さんが「スミちゃん」と呼んで可愛がっていた甥《おい》っ子の嫁、澄子さんもやって来た。

「スミねえさんだよ」。洋子さんも必死だ。

「口が動いているから、わかっているんだよ」

さらに玄関から駆け込んできた人がいた。洋子さんに料理を教えていた、谷川さんの妹初枝さんだ。

「待っててくれた、待っててくれたんだ。頑張ったね。頑張った」

別れ

頭を寄せ合って谷川さんをのぞき込んでいる親戚は皆、谷川さんが最期まで洋子さんと一緒にいるために、「頑張って」いたことを知っていた。

先生は、洋子さんの手を握って谷川さんの喉仏の位置に持っていった。

「洋子さん、ここに来て喉を触ったらわかるよ。口も動くしね。ここ触っていたらわかるでしょう。ほら、最期の、これが最期の呼吸だよ」

かすかに動く父の喉仏に手を当てながら、洋子さんはため息をついた。

「ちゃんと喉を動かして息してるのになあ。喉仏がちゃんと上下しています。息してます」

「それが止まったら、最期だよ」

「一生懸命に息しているのになあ」。洋子さんは、お父さんの喉仏にずっと手を当てたままだった。

先生は血圧を上げる注射や人工呼吸などの「延命措置」は一切せずに、ただ、じっとその様子を見つめていた。しばらくそうして、静かにその場から出ていった。最期のときは、家族だけで——それが先生の看取りのモットーなのだ。医師が患者の横に立って「○○さんは何時何分にお亡くなりになりました。ご愁傷さまです」と頭を下げることに何の意味があるのか。それより、命の尽きる最期の時間を家族だけで過ごしてもらいたい。そういう思いから、先生はあえて「場を外す」。

いちど病院に戻って三〇分後、洋子さんから喉が動かなくなったと連絡が入った。

先生は静かに車を走らせ、谷川家に引き返した。そこに重い空気はまったくなかった。皆、晴れ晴れとした表情だった。

「洋子さんが気付いたの？」小堀先生が問いかける。

「はい」

「それは谷川さん、幸せですよ。洋子さんに看取られたってことだからね。死亡時刻だって洋子さんが決めるようなもんだから」

死亡時刻は医師が決めることになっている。とは言え、医師の管理のもとでのこうしたやり取りは、遺族のためでもある。患者が最期を迎えたとき、遺された親族に医療者がどのような「言葉がけ」をできるか――本来の医療行為とは別だが、大事なことではないだろうか。

一一月二一日午前一一時四〇分、谷川健三さん（八四歳）は住み慣れた家で、娘の洋子さんに看取られて亡くなった。

「洋子さん本当に、僕は本当によかったと言いたいです」と言葉をかけた先生の声が、私には少し震えているように聞こえた。

「両方とも（父親も娘も）最高ですよね」と初枝さんが声を上げた。

「うん、最高！　皆さんお疲れさまでした」

谷川さんを囲んで親戚一同が先生に一礼すると、洋子さんが膝を正して挨拶をした。

「皆さんに……先生と、看護師の皆さんと、親戚の皆さん、たくさんの方々に助けられて父もここまで頑張って来られたと思います。ありがとうございました」

透き通った声で発せられた感謝の言葉は、実に清々しいものだった。

外に出た私は、熟した百目柿が青空を背景にして堂々と実っているのを見つけた。それは、自らの死と向き合い、どこでどのようにして最期を迎えるのかを考え、それを実行に移した谷川さんの理想的な在宅死を讃えるかのように美しい姿をしていた。障害があっても、患者が望む「在宅介護」と「在宅看取り」にかかわることができるという事実を、谷川さんは身をもって教えてくれたのだ。

この尊い命の現場に立ち会えたことを、私は一生忘れないだろう。

新たな一歩

年が明けた二〇一八年一月二二日。各所でバスや電車が止まってしまうほどの大雪の日に、洋子さんの家を訪ねた。父親の亡きあと、どうしているか心配になったからだ。

実は、その前にも洋子さんを訪ねたことがあった。谷川さんの初七日を迎えたとき、小堀先生と二人でお線香を供えに行ったのである。そのとき先生は、洋子さんが今後どう生活していくのかを心配していた。ちょうど叔母の初枝さんも来ていたので、率直に洋子さんに聞いてみた。

「父や母と暮らしたこの家で、私もできるかぎり暮らしていきたいです」

洋子さんは、きっぱりそう答えた。幸い近くには親戚が暮らしている。また、叔母さんたちの助けを借りながら、洋子さん自身も障害者保険を申請し、ヘルパーに来てもらう手続きを進めているというこどだった。先生も私も、洋子さんの決断に改めて親子の強い絆を感じたが、一抹の不安もあった。

そんな事情もあり、雪の降る日に私は一人で洋子さんの家の呼び鈴を押した。中からいつものあの美しい声がした。

「どうぞ、お入りください」

少しほっそりした洋子さんが玄関にたたずんで、私を迎え入れてくれた。かつて谷川さんが寝ていた居間に入ると、床に敷かれていた布団はすっかり片付けられ、その周辺もこざっぱりとしている。洋子さんのピアノはあるものの、その上に飾られていたガラスケースのウエディング人形や積み重なった薬箱などは跡形もなかった。同じ部屋なのに、とても広く感じる。

私が来るまで洋子さんは大好きなテレビの時代劇を大音量で見ていたらしく、音がそのまま部屋中にあふれていた。耳が遠くなった谷川さんがいたころからの習慣だ。形としてなくなったものと、形はなくても、なくならないものとが一つの部屋の中に混在している。私は谷川さんの寝ていた場所を見るともなく見ていた。ふと思い出したように洋子さんが口を開いた。

「下村さんに、見せたいものがあるんです」

何かと思って少し緊張しながら待っていると、洋子さんはバッグの中から小さな白い棒のようなものを取り出した。それを私の前ですっすっと伸ばしてみせた。視覚障害者用のステッキだった。

「父が倒れて以来、使っていなかったんですが、また使い始めました」

洋子さんは、今まですべての時間を父親の介護のために捧げてきた。ショッピングなどはもちろんのこと、一人で散歩すらしてこなかった。しかし今、かつて盲学校時代に使っていたこの白いステッキを頼りに、一人で少しずつ外に出ていくようにしているらしい。初枝さんの料理教室も続いており、だいぶレパートリーが増えたという。加えて、こんな夢をうれしそうに語ってくれた。

「もしかしたら、私が生きているうちに医学が進歩して、この目が見えるようになるかもしれません。そうしたら、父が売ってしまった車を買い戻して、かつて両親と買い物に出かけた大型スーパーに自分で運転して行ってみたいです。おばあちゃんになるまでこの家でずっと暮らしていきたいんです」

私は、そんな日が必ずやって来ることを祈りながら玄関を出た。

最後にあの柿の木を見ようと、降りしきる雪のなかを見上げた。しかし、高所恐怖症の小堀先生が梯子を掛けないと登れないほどだと形容した背の高い柿の木は、もうそこにはなかった。代わりに、枝を切り落とされ、半分の高さになってしまった小さな木が寂しそうに立っていた。落ち葉掃きなどの負担を洋子さんに負わせないようにとの配慮から、親戚が相談して大きくなった木を大幅に剪定したのだった。

その後、私は幾度となく洋子さんの家にお邪魔しているが、二〇一九年の三月には、その柿の木から新しい枝が伸びて、小さな芽が顔を出しているのを発見した。それはあたかも、洋子さんが自分の足で新しい世界に一歩一歩踏み出そうとしているのと同じように見えた。

中神誠二さんのケース

69歳の息子が93歳の父親を介護する

一筋縄ではいかない患者

　埼玉県新座市には、今でもかつての農村風景を彷彿《ほうふつ》させるような広い敷地をもつ家々が所々に残っている。そんな家の一つで、代々農家だった中神誠二さん（九三歳）のお宅を最初に訪れたのは、二〇一七年八月九日。初めて谷川さんのお宅にお邪魔したのと同じ日のことだった。

　中神さんのお宅は、堀ノ内病院のある新座市から西の東京都清瀬市に向かう街道沿いの地所で、両脇に小さな竹藪がある。砂利が敷かれた広い敷地を奥に入っていくと、古い木造の家が見えてきた。母屋の後ろには、倉庫のような別棟がある。

「この別棟でね、数年前まで患者さんは独り暮らしをしていたんだよ」

　小堀先生が指さしながら、そう教えてくれた。先生は車を降り、あの折り畳み椅子をトランクから取り出した。それを小脇に抱え、鶏小屋を横切り玄関の格子戸を開ける。

「おはよう!」八〇歳とは思えない先生の元気な声が玄関に響いた。

誰も出てこなかったが、先生は気にも留めず靴を脱ぎ、どんどん奥へと入っていく。私も急いで背中を追う。玄関を上がって左に曲がると、四畳敷きの小さな和室があった。古い和箪笥や仏壇などが置かれている。すぐに目についたのが、それらと不釣り合いなほど大きなフランス人形。その脇には、「九三歳おめでとうございます」というメッセージとともに満面の笑みを見せる老人の写真が貼られた色紙が飾られている。

〈きっとこれが、患者さんなのだろう〉

先生が次の間へと続く襖《ふすま》を開け、そのあとについて部屋に入った私は愕然《がくぜん》とした。

八畳ほどの和室なのだが、介護ベッドの脇には、なぜか半切りのキャベツが乗った電子レンジや秤《はかり》などの調理器具が置かれ、手前の棚には大きなまな板、その上には汚れた食器が積み重なっている。

介護ベッドの手すりには出汁パックの箱がくくりつけられ、その横にはティッシュペーパーの箱と使い捨てカイロやゴキブリ捕獲器までがぶら下がっている。

一方、長押《なげし》の上には、紋付の着物を羽織った厳粛な面持ちの先祖の肖像画や人物写真が額装され規則正しく並んでいた。

部屋の奥には老人が不機嫌な表情でベッドに横になっている。中神誠二さんだ。長く認知症を患っているが、昔から料理が好きで、体が不自由になっても自分で食事をつくっているという。

横になっている中神さんは、小堀先生が姿を見せてもひと言も発することなくベッドの上で目を閉じたままだ。だが、看護師が血圧を測ると、ぱっと目を見開いて「いくつ？」と言い、自分の血圧の数値を確認した。

「デイサービス（通所介護）には行っているの？」と先生が聞くと、「二週間前に出前の天ぷらだけ食べに行って戻ってきた」と言う。口に合わなかったので、すぐに帰ってきたというのだ。

先生は「珍しい人だね」と独り言を口にした。

「腰が痛くて、歩けないや！」中神さんが唐突に声を上げる。

だが、体の不調を訴えながらも、好きな風呂には一日に三度も入るという。

「お風呂に入っているときは、腰は痛くないの？」

先生は聴診器を手に中神さんのベッドに近づいていく。

「お風呂に入るときは歩いていくんだろ、風呂場まで。そういうときは、腰は痛くない？」

中神さんは答えない。先生はそのまま聴診器を中神さんの胸に当てて音を注意深く聴き、小さくうなずいた。異常はないようだ。聴診器を耳から外すと、中神さんのベッドのまわりの汚れた食器に目をやりながら聞いた。

「これ、自分で料理してご飯食べているの？」

「うん」

「好きなものは、自分で料理しているの？　何をつくったの？」

「おかゆ煮た」

先生は横にある器をのぞき込む。そこにはおかゆではなく、缶詰のみかんの中身があけてあった。

「これ、みかんが入ってるよ。虫？　虫が湧いてるよ。動いてるから虫だよ」

長く放置されていたみかんにコバエが湧いていた。

「みかんの中に虫が湧いているよ」。耳の遠い中神さんに、先生は何度も伝えた。

「なに、虫？」中神さんは、寝たままもぞもぞしたかと思うと、背中のあたりからおもむろにスプレー式の殺虫剤を出してきて先生のほうへ差し出した。私は思わず吹き出しそうになったが、先生はいたって冷静だ。

「これはどっか他でまいてあげるから。このみかんは食べちゃだめだ。おかゆは大丈夫そうだけど」

淡々と伝え、中神さんの手から静かに殺虫剤を受け取った。

中神さんの不機嫌は、なぜかこのときには収まっていた。

「腰が痛いのは、一応、痛み止めも出しておくし、血圧も正常だから心配ないよ。大丈夫だからね」

「うん」

患者や家族と親密にかかわる医師

診療が終わると、先生は枕元に手を伸ばし、お金の入った容器の蓋を開けた。中神さんに確認してもらいながら、目の前で今月の診療代五三三二円分を丁寧に取り出す。釣り銭を渡すときにも、目の前で小銭を一枚一枚見せながら、プラスチック製の保存容器に入れていった。お金のやり取りはとてもゆっくりで、一部始終が中神さんにわかるよう慎重に行われているようだ。看護師が薬の追加確認を済ませると、先生は中神さんの肩を小さく叩き、「じゃあ、また来るからね」と声をかけて玄関のほうに向かった。

先生の運転する車で次の診療先へ向かう間、なぜあれほど丁寧にお金のやり取りを行っていたのかを尋ねると、ぽつりぽつりとした話しぶりで、こんな説明をしてくれた。国の方針により、在宅医療促進のために二〇一六年度から診療報酬が増額された。これに伴い、ケースによっては患者の治療費負担額も増えることになった。おそらくそれが引き金だったのだろう、今まで親の診療費を支払っていた子供が「もうお金がないから親から取ってくれ」と訴えたり、お金を下着の中に隠したり、「もう支払いました」などと言って支払いを拒否する患者や家族が出てきたのだという。

世話になっている医師に、値上げに対する怒りの矛先を向けるわけにいかず、国の方針に対するやるせない気持ちをそうした態度で示すしかないのだと先生は読んでいる。だからこそお金は現金で、その場でやり取りし、本人了解のもとでいただいてくるのだという。もちろん、患者本人が振り込みなどの面倒な作業を行わなくて済むようにとの配慮もあるだろう。

また、診療報酬改定前は原則として訪問診療は月に二回以上と決まっていたが、症状が深刻ではなく金銭的な事情がある家の場合、小堀先生は状況を見ながら柔軟に対応していた。中神さんもそうしたケースに当たる。

中神さんは二〇〇七年に奥さんを突然の交通事故で亡くしている。介護の手が少ないにもかかわらず施設などに入らず、自宅での療養を強く願っているのには理由があった。奥さんが亡くなったあと、弟さんが介護施設に入り療養していたが、その施設で亡くなったのだ。その状況を見て、自分は絶対に施設には入りたくないと言い張ったという。

以来、自宅で長男夫婦に面倒をみてもらい、好きな料理をしながら気ままにやっている。体の自由が利いて元気なころは、別棟で独り暮らしをしていたらしい。この敷地に入って来たときに見えた、倉庫のようなあの別棟だ。当時、中神さんは尿が出ないなどと騒ぎ、しばしば救急車を呼んだりしたため、息子さんは父親を持て余していた。きっと孤独で不安だったのだろうと小堀先生は見立てていた。それで自分が訪問診療に行くようしたという。

しばらくすると救急車騒動はぴたりと収まった。しかし、日がたつうちに体の自由が利かなくなってきたため母屋へと移動。息子さんも頻繁に面倒をみるようになった。親子の関係はそこから近づいていった。体の自由が利かなくなって、しばしば膝などの痛みを訴える割には、大好きな入浴や料理であれば、マイペースながら自分で率先して動く。先生は「あの人は元気ですよ」と言う。

次に取材に伺ったのは寒くなり始めた一一月八日だった。この日、私は初めて息子の中神和俊さん（六九歳）に会った。認知症の進んだ父親の面倒を一人でみている。一見、気難しそうな和俊さんに、先生は笑顔で話しかける。

「どう、調子は」

「あのね。蛇を殺したんだよ」

「え、蛇？」

「そう、鶏のヒナを襲ってね。変な声が聞こえるから鶏小屋に行ったら、蛇が巻き付いていて。急いで植木ばさみをもってきて切り刻んだんだ」

「ほう。それってアオダイショウ？　この辺、よく出るって言ってたじゃない」

小堀先生は和俊さんの話に興味津々だ。和俊さんも、先生の様子に乗せられるように語る。

「そう、大きいの。だから埋葬して線香あげた」

「おお、すごいね」

先生は、和俊さんとの会話を楽しんでいるように見えた。

「ええと、何のために来たんだっけ。これで帰っちゃったりして。前にどこかで聞いたんだけど、トイレだけ借りて帰ってしまった訪問医がいたんだって。本当かどうかは、知らないよ」

皆で大笑いになった。患者の家族とこんな冗談を交わす医師はめったにいないだろう。

食べたものが鼻から出ちゃう！

笑顔のまま部屋に入ると、この日も中神さんは布団の中にいた。相変わらず不機嫌な様子だ。いつものように看護師がバイタルサイン（血圧・体温・脈拍など）を測っても異常はない。しかし中神さんは先生に訴えた。

「食べた物が、鼻から出ちゃうんだよ」

「食べ物が鼻から出る……多少むせるのかな」。聴診器を取り出し、中神さんの胸の音を聴き始めた。

「胸の音は、きれいだよ」

先生の返答が不満だったのだろうか、「じゃあ、食べてみようか」と言って中神さんはベッドからむっくり起き上がると、食べ残しが置いてあるベッドサイドのまな板の上から小さな缶を持ち上げて自分のほうへ引き寄せた。そして、脇に差してあった箸を手にしたかと思うや、猛然とした勢いで缶のみかんを食べ始めた。先生は、その姿を見て思わず声を上げる。

「そんなに急いで食べたらだめだよ。詰まっちゃうよ。ゆっくり食べないとだめだよ！」

そう言って肩を叩きながら注意する。だが中神さんには、先生の声はまったく聞こえていない様子だった。缶詰いっぱいのみかんを口の中にかきこんで、あっという間に平らげた。すると次の瞬間「ごほっ、ごほっ」と咳をしたかと思うと、タオルで口元を押さえた。咳が収まると先生のほうを睨みながらタオルを広げて見せた。そこにはオレンジ色の液体がべっとりとついていた。

「ほら。さっき口に入れたみかんが鼻から出るんだ。若いときはこんなことにならなかったんだよ」

少し間をおいてから、先生が諭すように言う。「確かに、口に入れたものが鼻から出てくるというのはわかった。だけど、これはあなたの食べ方に問題があるんだ。もう九三歳で、昔とは違うんですよ。ゆっくり少しずつ食べないと。それが九三歳の知恵というもんだ。若いときとは違うのだから」

先生の忠告を、中神さんは納得がいかないといった様子で聞いていた。

診察が終わると、部屋から出てきた先生たちを息子の和俊さんが見送りに現れた。

次の訪問診療の予定を、忘れないように看護師が玄関脇に掛けてあるカレンダーに書き込み、薬の受け渡しの話になった。薬を指定薬局から届けてもらうか、それとも病院に取りに行くか、どちらにするかということだ。

最近では、病院と契約している薬局の薬剤師が、訪問診療医の処方箋にもとづいて出した薬を患者宅に届けてくれるサービスがある。便利な仕組みだが、和俊さんは利用するつもりがないようだ。

「僕が取りに行きますよ。だってほら、四六時中この状態でいると……僕にも息抜きが必要なんで」

小堀先生はうなずきながら聞いていた。

帰路、小堀先生にこの日の中神さんのことを聞いてみた。

「あんな食べ方をしていたら、場合によっては誤嚥《ごえん》をおこして肺炎になってしまいますよ。あの人の場合、まだ飲み込む力があるから助かっているけれど。あの状態だと家族は本当に大変だよね。完全に認知症になってしまったら施設に入るという選択肢もあるけれど、意識が半分はっきりしているというのがまた難しい。今までの家族の歴史があるからね。そこを無視することはできません」

家族にも息抜きを

この年の一二月は例年より暖かい日が続いた。

久しぶりの中神さんへの訪問診療の日。先生は車を停めると、庭に向かって歩き始めた。

「これ、蠟梅《ろうばい》の花ですよ。この辺の農家にはみんなあるんだ。例年だと葉が全部落ちてからこの黄色い花が咲くんだけどね。なのに今年はこんなに葉がある状態で花が咲いている、異常気象だな。この花、いい香りがするんです」

そう言って、愛おしそうに花に顔を寄せ、香りを確かめる。先生はいつも車の中から見える木々や、患者さんの家の小さな自然に目を向ける。それは、患者さんや先生自身も含め、人間が死に向かっていくという〝時の流れ〟を、季節の移ろいに託して確認しているように私には思えた。

この日、先生は和俊さんから中神さんの調子がよくないと連絡を受けていた。

「なんかね、（親父の）右の脚がむくんでるんだけど。痛え痛えって言って……最近は、一回くらいはお風呂でうんち。二時間くらい入れなくなる。掃除してやったりしてさ」

頭をかきかき、困り果てた様子で和俊さんが話す。脚が痛むのに加えて体のコントロールがままならない中神さんは、入浴中に排便してしまうことも珍しくないのだという。最近はそんなことが、毎週のようにあるのだ。

さらに、食べることに喜びを見出している中神さんは、最近コンビニの玉子サンドに執着しているという。特定の玉子サンドがお気に入りで、それがないとコンビニを何軒か探し回り、見つかるまで諦めないのだ。そんな父親を車に乗せて、和俊さんは一日に七軒ものコンビニを回ったことがあるそうだ。困り果てたように話す顔に疲れが浮かんでいる。

「まあ苦労するね、家族は。息子は」

和俊さんの話の内容を気にかけながらも、早く患者の顔を見なければといった様子の先生は奥の部屋へと入っていく。襖を開けた瞬間、立っていた中神さんが慌ててベッドに寝転ぼうとする姿が、先生の背中越しに見えた。

「中神さん、おはようございます」

たった今ベッドに寝た中神さんに、看護師の久保田さんが呼びかけた。

「もう歩けねぇ。歩けなくなっちゃった。痛くて」

　ベッドに横になった中神さんに、先生が近寄っていく。

「脚が痛い？　歩けないと言ったって、今あなた電子レンジで料理してたじゃない。風呂にだって自分で歩いていって入るんだろ？」

　電子レンジの中では丸皿がくるくると回っていて、周囲に何かの匂いが立ち込めている。

「何を温めているんですか」。看護師の久保田さんが問いかけた。

「ああ。うどん」。そう言ったかと思うと唐突に、「もっと強い薬くれないとだめだ！　強い薬ねえのかこの先生は！」と怒鳴り出した。「先生、返事しろ！」

「返事はしているよ。聞こえてないいんじゃないの。あなたが薬をいらないと言って、のまなくなったんだよ」

　珍しく厳しい口調で小堀先生が切り返した。いくら患者からどやされても、先生はひるまず診察を続ける。中神さんの脚に手を当てながら口を開いた。

「これね、脚がかなりむくんでるから、つらいはずだよ。入院したほうがいいよ」

　入院を勧める小堀先生に向かって、中神さんは思わぬ言葉で反発した。

「お宅の入院はおっかないよ」

　しかし先生は、まるで取り合わない。そしらぬ顔をしたまま、中神さんの体で何が起きているか詳しく把握するため採血することにした。

「採血するよ、ちょっと血をとるよ」

採血は久保田さんに任せ、その間、先生はカルテに中神さんの症状を書き記す。久保田さんが採血のために注射器を持って近づいていくと「お前らに殺されたくねえだ！」と言って、中神さんが抵抗し始めた。

「その前に、採血して殺さないようにするの」。久保田さんも負けていない。

「おれ、独りで死ぬからいいよ。おっかない看護婦だなあ」

その後、やれ裁判だとか、やれ弁護士を知っているなどと叫びだし、断固として譲らない。しばらく中神さんの様子を見ていた小堀先生も、ついに諦めたようだ。

「だめだなあ。いいや、もう行こう。息子さんと話すよ」

先生は中神さんの部屋を出て和俊さんがいる別の部屋へ移動した。私もカメラを回しながら先生についで行く。

「そんな命取りの病気じゃないと思うけど。採血して、入院はどうかね。（本人は）嫌だと言っているけど、あなたが……」

ここまで言うと、目の前で先生がピシャリと部屋のドアを閉めてしまった。私は部屋の外に置き去りにされたのだ。

〈こういうときは、入らないほうがいい〉

この手の取材では何から何まで撮ればいいというものではない。特に医療現場の場合、カメラはおろか、友人でも入りにくいような領域に立ち入って取材をさせてもらうこともあるのだ。患者さんだって聞かれたくないこと、医師だって話したくないことがあるだろう。私は閉じられたドアにカメラを向けて、二人が出てくるのを待っていた。

部屋から出てきた和俊さんの表情は明るかった。そして恐縮しているようにも見えた。先生は、次回の訪問診療の予定を確認したあと、また一人ですたすたと車に戻っていく。看護師の久保田さんと私は、小走りに先生を追いかけた。車に乗り込んだ私は、先生に聞いた。

「あのお部屋で何を話されたんですか」

「家族の休養。危機的な疲労に対応するという意味で、中神さんの入院を勧めたんですよ。医療用語に〝レスパイト入院〟という言葉があります。〝一時休止〟〝息抜き〟という意味で、在宅介護などをする介護者が日々の作業に疲れを感じて、介護不能となるのを予防するために、患者を緊急避難的に入院させるんです。あの人も限界にきているところでしょう」

私はこのとき初めて、入院には患者だけでなく家族のためのものがあることを知った。


在宅で介護されている中神さんの状況を初めて目にしたときには、家族から遠ざけられているのかと勘繰ったが、それは私の誤解だった。息子の和俊さんは、父親が料理好きであることを受け入れ、ある程度の距離をもって、好きなように過ごすことを認めていたように思う。

ときには振り回されることがあっても、小堀先生に愚痴らしきものをこぼしながら、あれこれと世話を焼くのだ。遠慮のない話しぶりや気ままな暮らしぶりから推察されるように、日々顔を突き合わせる立場からすれば、中神さんは決してたやすい相手ではないだろう。それでも和俊さんは、父親とうまく折り合いをつけている。

そうした親子の微妙な距離感は、私のような訪問者には、すぐにわかるものではない。先生は親子のバランスが崩れそうになったとき、ここぞという絶妙なタイミングで手を差し伸べる。患者とその家族、それを支える医師がうまく均衡を保った在宅療養のケースだと感じた。

その後、中神さんはどうしているかと思い、久しぶりに和俊さんに電話をかけてみた。すると張りのある明るい声で応答があった。

「ああ、久方ぶりでしたね。親父はしばらく弟のところに行っていて、最近戻ってきたんだけどね。すっかり調子がよくなっちゃってさあ。前は子供や孫の名前も言えなかったのに、言えるようになったんですよ」

栃木県に住む弟さんのところで三か月間ほど面倒をみてもらっていたらしく、帰ってきたら見違えるほど元気がよくなっていたのだと、和俊さんはうれしそうに教えてくれた。さらに、担当の医師も小堀先生から別の医師に代わったらしい。小堀先生には悪態をつくこともあった中神さんだが、なぜか今度の担当医には妙に素直で、毎回、訪問診療が終わってその医師が帰るときには手を合わせて拝んでいるのだという。

三か月間とはいえ環境が変わったことがよかったのだろうか。年老いてから住まいが変わると調子を崩す人がいるかと思えば中神さんのような事例もあり、つくづく人の心のありようはわからない。だが、日々快調に過ごしていることを知り、私も気持ちが軽くなった。同時に、小堀先生が「あの人は元気ですよ」と言っていたのを思い出した。

野上節子さんのケース

70代の夫婦が103歳の母親を介護する

一〇三歳、かくしゃくとしたおばあちゃん

「これから行くところは、もしかしたら取材断られるかもしれませんよ」

先ほどまで明るい声で話していた小堀先生が、ややトーンを落とした声色で言った。

取材初日の二〇一七年八月二日、向かったのは一〇三歳の患者さんのお宅。先生が診ている患者さんのなかで最高齢だ。七〇代の息子夫婦が介護をしているという。

先生の運転する軽自動車が、瀟洒な雰囲気の住宅街に入った。このあたりは高度経済成長期に大手建設会社が開発し、分譲したところだ。

当時、第一線で仕事をする企業戦士がローンを組んで一戸建てを購入し、子育てに励んだ地域である。子供にいい教育を受けさせ、親の希望を体現した子供たちの多くは、やがて大企業に就職し

巣立っていった。あとに残されたのは定年を過ぎた老夫婦。そんな人々が暮らしている。

訪れた野上家もそうした典型的な家庭の一つだ。他の家と少し違うのは、一〇〇歳を過ぎた高齢の母親が同居していることである。

ガレージと広めの庭がある大きな二階建ての一軒家に着いた。経済的余裕がうかがえる。

迎えに出て来てくれた長男の隆雄さん（七七歳）と奥さんの和子さん（七五歳）に挨拶をして、取材の趣旨を伝えた。カメラを回す承諾をもらったが、患者は嫌がるかもしれないと言われた。断られたらカメラを止める覚悟で先生のあとについた。

ガレージを抜けてアプローチの階段を上がると、玄関のすぐ奥に居間がある。ダイニングテーブルの他に、大きなキャットタワー（ペットの猫が遊んだり休んだりするための器具）が目に入る。猫はいないようだが、昔、飼っていたのだろうか。それとも今は姿が見えないだけで、どこかに出歩いているのだろうか。そんなことを考えながらふと視線を移すと、きちんとした身なりの白髪の小さな老女が、ダイニングテーブルに向かって車椅子に腰掛けているのが目に入った。

「おはようございます」

野上節子さん。このとき一〇三歳。知らされなければ、とてもそんな高齢には見えない。挨拶をしたあと、野上さんの後ろに回り込んだ。今回のようにデリケートな状況の場合、カメラのレンズをいきなり被写体の正面に向けることはない。この仕事を何年も経験していくうちに学んだことだ。

回り込んだことで気付いたのだが、車椅子の後ろには、尿袋が取り付けられていた。

「いかがお過ごしですか?」小堀先生が話しかけた。

今までこわばっていた野上さんの体が、先生の声で、ほっと緩んだような気がした。

「この方にはね、二つのことを妥協してもらったんですよ。お小水と、歩く問題」

野上さんは二〇一四年、通っていたクリニックで尿路閉塞の治療を受けた。その後、先生は野上さんに、家での転倒を防ぐために車椅子を使うことと、その車椅子に常に尿袋を付けておくことを勧めた。最初、野上さんは先生のアドバイスを拒んだ。そこまでしなくても自分でできるというのだ。特に尿袋の常時携帯は頑なに拒否した。

先生は野上さんと、とことん話をしたという。

「一〇〇歳を過ぎて、人生は妥協だと申し上げたんです。これまでの人生がパーフェクトだったから、この二点くらいは妥協してもらわなければ、とね。寝たきりの方だったら、もう好きにしてくださいと言うかもしれないけれど、野上さんの場合はそれまでどこも悪くなかったからね」

結局、先生の説得で野上さんは車椅子を使い、尿袋を携帯することにした。

先生は、看護師の久保田さんが血圧や脈などを測り終わるのを待っていた。

「データは問題ありませんね」

次に聴診器を当てて、胸の音を聴いた。

「音もきれい、食事もむせないでしょう。脚のむくみもよくとれた」

退院してきた当時は、脚がむくんでパンパンにふくらんでいたという。先生は、たくさん処方されていた薬のうち心臓と便秘の薬を除いて、他は徐々に減らしていった。それが功を奏したのだろう、脚のむくみが引いていった。

患者と家族の歴史

先生は、野上さんの体調が改善していることを本人にもわかるように語った。だが、野上さんの口からは意外な言葉が飛び出した。

「どうしたらいいんでしょうね」

野上さんは何に戸惑っているのだろうか。

「毎日を感謝するんですよ」

先生が、さらりとかわした。

「そういえば、一か月前にお誕生日だったんですよね」

カルテを確認しながら、先生は話題を変えた。

「お誕生日はたしか七夕の日でしたよね。短冊にどんな願い事を書いたの？」

小堀先生は時々、さりげなくその人の「生きがい」を探るような質問をすることがある。どことなく自暴自棄になっているように見える野上さんに対して、本人が今いちばん求めているものや、かなえたいことを探ろうとしているようにも聞こえる。

「いいように、書いてもらいました」

残念ながら先生の期待した答えは返ってこなかった。

それでも、先生は続ける。

「もし何かあっても、僕はあなたを入院はさせませんからね。入院すると人格が変わってしまう。極端な話、息子さんもわからなくなってしまう。たとえ骨折をしても、痛み止めでなんとかしながら、ここ（家）で診ますよ」

思い出したように息子の隆雄さんがつぶやく。

「あの状態になるのは、本人も嫌だろうし」

実は、野上さんは二〇一六年の秋に食道に食べ物が詰まって堀ノ内病院で手術したあと、そのまま家に帰るのはつらいだろうと周囲が配慮し、病院に一日だけ入院することになった。

それがいけなかった。高齢者によく見られる「せん妄」が起こったのだ。

環境が変わったことで現れる一種の妄想である。幻覚が見えたり、聞こえないはずの声が聞こえたりする。人によっては暴れだしたりする。いつもは上品でおしとやかな野上さんが、目が爛々とし、大きな声で叫び、暴れまわったという。豹変した母親の姿に家族も驚いた。本人はこのときのことを何一つ覚えてはいない。

以来、野上さんは「在宅」が絶対条件となり、その担当主治医となった小堀先生は、野上さんを入院させてはいけないと口をすっぱくして家族に言い聞かせてきた。

ひととおり診察を終えた先生は、野上さんを元気付けるように声をかけた。

「僕の患者さんのなかで、目、耳、理解力、すべて採点すれば、野上さんがナンバーワンなんだから」

「何のナンバーワン？」

「高齢者の。寝巻も着ていないし、これからすぐにでも出かけられるように、いつもちゃんと着飾っておられる」

「出かけたいんですよ」

「え？　出かけたい？」

驚いた先生の声が、部屋中に響いた。

私は、野上さんの本音を聞いたような気がした。

次の瞬間、和子さんがさりげなく話題を変えた。

「先生、ゴーヤーがいっぱいなっているんですけど、お持ちになりますか」

「いや、あんまり好きでなくてね。お宅では、どうやってゴーヤーを食べるの？」

「イガイガをとって、ジュースかチャンプルーにします」

「じゃあ、あそこに見えてるあの一本をもらっていこう。いかにも、もらってくれって言っているみたいだから」

奥さんは庭に出て、先生が指さした実とは別の、もっと大きなゴーヤーを差し出した。

「いや、あそこのでいいよ。老夫婦二人なんだからさ」

帰りの車中、先生が切り出した。

「息子さんご夫婦と打ち解けたのは最近ですよ。最初はなんだか雰囲気がよそよそしかった。こっちが話しかけても乗ってこないし、傍観するといった感じでした。この半年くらいかな、親しくなってきたのは」

「じゃあ、ゴーヤーをもらうなんて、これまでなかったんですね」

「そう。僕は親しくなると何でもすぐもらっちゃう。うがったことを言えば、あのお嫁さんが義理の母親とご主人に対して、どことなく距離をおいている様子があった。そこには家族の五〇年の歴史がある。僕たちには推測できないものがあるということですよ」

患者と家族との人間関係には、これまでの日々の積み重ねのなかで築き上げた部分が多々ある。限られた時間でかかわるだけの訪問診療医には見せることのない「患者の別の姿」があるのだ。先生は常にそれを意識しておかなければならないと自分に言い聞かせているのだろう。

長い隔たり

私が二度目に野上さんの訪問診療に同行したのは、二か月後の一〇月四日。

この日、野上さんは自分の部屋に先生を迎え入れた。一五畳くらいの広い部屋だが、その半分は使われることのない荷物であふれているように見受けられる。野上さんの腰掛けているベッドが置かれた側はきれいに整っており、大画面のテレビもある。先生が声をかける。

「おはようございます。ここは、あなたのお城ですね」

「狭いところにいるもんだから」

「自分の城というのは大事ですよ。とにかくこれはいいお部屋。あなたの王国だよ。これ、あなたの趣味でしょう」

部屋には、野上さんがつくった毛糸の飾り物や壁掛けなどの手芸品が飾られている。さらに先生はベッドの脇にある箪笥を指さして言った。

「これ、あなたの若いときの箪笥でしょう。桐のね。こんなの今は売ってないからね。お嫁に来たときに誂《あつら》えたの？」

「いいえ、そのあとです」

野上さんは、小堀先生が桐の箪笥に気付いたことがうれしかったのか、にこやかに答えていた。ふと見上げると、箪笥の上には早くに亡くなったご主人の遺影が、まるで野上さんを見守るかのように飾られている。

ぐるりと部屋を見回すと、古びたガス台や調理台、最近使われた様子のない食器の並ぶ食器棚などが置かれていた。家には台所があるのに、どこか不思議な光景だった。


野上さんが結婚したのは一九三九年。一人息子で長男の隆雄さんが生まれたのは、埼玉県与野市にいるときだった。その後、家族には二人の女の子が生まれ、浦和市に引っ越しをした。やがて、子供たちの成長に合わせてさらに広い新居を求め、住宅開発が進む新座市に移り住んだ。

しかし、早くにご主人が体調を崩す。長男の隆雄さんは大学生だったにもかかわらず父親の会社を継いだ。エレベーターの内装を請け負う会社だ。やがて隆雄さんは一九六六年に和子さんと結婚。二人の妹たちも伴侶をみつけ、家を出た。

新婚当初は隆雄さん夫婦も両親である野上さん夫婦と別々に暮らしていたが、その後三人の子供に恵まれ、同居することになった。

しかし、野上さんはなかなか和子さんに心を開かなかった。ご主人を在宅で看病する都合もあり、自分の部屋に台所をつくってもらい、息子夫婦とは別々に食事をとっていたという。間もなく一九九三年にご主人が他界したが、その後も野上さんは息子夫婦と距離をとり、自分の部屋での暮らしを守り続けた。


診察をするため、いつもどおり野上さんの目の前に折り畳み椅子をセットし、座って目線を合わせてから、小堀先生が話しかける。

「この前は、僕とは別の若い先生が来ましたが、違いがわかりましたか」

「丸顔の先生ね。そこまでぼけてませんよ」

野上さんは笑いながら答えた。すると、先生の少し後ろから様子を見ていた和子さんが「今日は、調子が悪いって言ってます」と義母の体調について報告した。

「どういうふうに調子が悪いの？」先生が野上さんに尋ねると、「今日は調子悪くありませんよ。昨日が悪かったの。ものを食べたらちょっとね」と違った答えが返ってきた。

「昨日は、オエッとなったの？」

「はい」

「やっぱり、かなり詰まってるね。幸いやわらかいものが入っていて、自然に下に落っこちたんでしょう。昨日の話はそういうことですよ」

不安そうな野上さんの様子を見て、先生はそう締めくくった。

和子さんも先生の言葉をなぞるように説明する。「（もどしたのは）そうたくさんではないんです。一口くらいもどした感じ。あとは下に落ちたみたいです」

野上さんが「自分でも、びっくりしちゃいました」と言う。

和子さんも「もう、本人は落ち込んじゃって」と先生に訴えるような目で付け足した。

小堀先生は、野上さんを見ながら説得する。

「お気持ちはわかるけど、落ち込むというのはずいぶん贅沢な話ですよ。普通の人は八〇歳くらいから呼吸ができないとか歩けないとかいう話が出てくるのに、あなたはそこから二〇年もたって、その程度の老化ですからね。これはあくまでも〝老化〟であって、病気じゃないんですよ」

先生はさらに続けた。

「普通だと、自分の息子と牛乳配達のお兄さんが別人であることもわからなくなるのに、あなたはすべておわかりです。先週訪ねて来た医者と僕との区別もできている。今日、診察に行ってきた患者さんのなかにも、僕と違う医者が来たということをわかっていない人もいた。その人は八〇歳にもなっていないけど、脳の中で老化が起こっているんですよ。あなたよりおよそ三〇年早くね。あなたが落ち込む気持ちもわかるけど、世の中全体からいえば、それほど落ち込むようなことではないんです。いわば、億万長者がちょっとお金が減ったといって落ち込むのと同じようなことなんです」

これぞ小堀先生流の、独特の励まし方だった。

野上さんが聞いた。「先生、どうすればいいんでしょうか」

「だから、食事のことを気を付けるんです」

さらに問う。「なるべく、どうすれば……」

なるほど、具体的な方法を聞き出すなどというのは、認知機能に問題を抱えたお年寄りには無理だろう。一〇三歳でこの明晰さを保っているのは珍しい。

「水と食べ物を交互にとるんです。それと、食べ物を三度口に運んだら一回時間をおく。ゆっくり食べないといけないんです」

「早いんですよ、食べるのが」

横で聞いていた隆雄さんが、初めて口を開いた。

野上さんが悪びれずに付け足す。「せっかちだから、一人で食べて早く終わらせたくてね。ははは」

どこか寂しそうな野上さんの笑いだった。

先生は野上さんの脚のむくみを確認するため、足元をのぞき込んだ。一〇月にはちょっと早い、厚手のソックスを履いていた。

「昨日娘が来て、こういうのがいいんじゃないか、といって履かせてくれたんです」

小堀先生は、そばにいる和子さんの様子をうかがいながら言う。

「あなた、その気になれば自分で編めるでしょう、こういうの。今年もまた、あなたに編んでいただいた帽子をかぶってジョギングしようと思ってますよ」

「光栄です」。野上さんは、目を細めて優しい笑顔で応えた。

認知機能の衰え

先生とのおしゃべりが終わったタイミングで、同行していた看護師の久保田さんが野上さんの脈や血中酸素量などの数値を測りながら先生に報告する。それを先生はカルテに書き取っていく。

「脈拍八四回。血圧一五三―九四。血中酸素九九%」。血中酸素の数値は、肺に酸素がどれくらい行きわたっているかを示している。

「九九%！　すごい、パーフェクトです」。先生が声を上げたが、野上さんは浮かない表情だ。

「この年になったら、あと何年生きるかわからないです。もうそろそろじゃないかと自分では思っているんですけど、なかなかお迎えが来なくて」

小さな、すがるような声だった。

「こればかりは神様が決めること。我々は決められないし。ただ一つ言えることは、死にそうになっても病院に入るのはやめよう、ということです。それだけは全員一致している。野上さんの場合は、病院に入ったら何もわからなくなっちゃうからね。環境が変わったときにどんな反応が現れるかは、人によって違うんです」

「この家に来てから、先生にお世話になっているから」

野上さんの言葉に、小堀先生が反応した。

「誰の話？　誰に世話になったの？」

いつになくきりっとした声のトーンで先生が聞き返した。

「ここに来てから、先生にお世話になって……」

同じことを、野上さんは繰り返して答えた。

「そうですか。でも……まあ……うーん」

否定もせず、答えにもならない相槌を打つ小堀先生の表情は複雑だった。この日の診療も、これといった処置はなくいつもの薬を出しただけだった。

次の診療先へと向かう車中で、先生はハンドルを握りながらぽつんと言った。

「野上さん、認知症が始まっているかもしれませんね。今の家に越してきたときから世話になってると言ってたし」

先生が野上さんの訪問診療を始めたのは二〇一六年六月。わずか一年半前である。野上さんが今の家に引っ越してきたのは四八年前だ。他にも先生は気付いていたことがあったのだろう。だから診療の冒頭で、自分ではない若い医師が来たことを覚えているかどうか聞いたのだ。

一一月一日、認知症が心配される野上さんの診療に、私は久しぶりに同行した。

玄関に入る前に、先生は和子さんを呼び止めた。

「認知症のほうは、どうですか」

ガレージで、和子さんは声を落として説明した。実は最近、「物がなくなる」と言い始めたらしい。典型的な認知症の始まりの症状だ。先生は黙って聞いていた。和子さんから近況について説明を受けた先生は、野上さんの部屋に入っていった。

「その後、お変わりないですか」

「おかげさまでね、普段と同じ」

「野上さんの場合は、食べたものがうまく収まらないというのが問題だから」

「今は、大丈夫です」

「詰まったときは、堀ノ内病院に来ていただいて。入院しないように、お帰りいただくと」

「入院は、私は嫌いです」

「誰でも嫌いですよ。特に、野上さんはご自分でよくわからなくなっちゃうんですよね」

「気分もそんなに悪くないしね。どこも悪くない」

「それは確かです」

元気なことを小堀先生にアピールする野上さん。息子の隆雄さんも言葉を足す。

「先生、介護度が下がったんです。五から四に下がりました」

「そうですか」

「野上さん、息子さんの他にお子さんいらっしゃるんですか」

「娘二人。男・女・女の順です」

何気ない先生のこの質問にも、野上さんの記憶を確認する目的があるのだろうか。

看護師の久保田さんもタイミングよく、いつものようにバイタルサインのデータをとる。

「体温は三六度六分。脈拍八四回。血圧一二九―八〇。血中酸素九八％」

小堀先生が低い声で言う。

「データもまったく心配ない」

野上さんは何やらつぶやいている。

「どこがどうでもないのに、ちっとも、何となく……」

何か言いたそうだったが、聴診器を当てて心音を聴こうとしている小堀先生は「ちょっと黙ってて」と野上さんを制した。

先生の聴診が終わると、事前に和子さんから野上さんの症状を聞いていた久保田さんが促した。

「膝が痛いんですか」

野上さんは「全然、痛くない」と答えた。だが、隆雄さんが説明する。

「痛いと言っていたんですが、すぐに忘れちゃうんです」

膝が痛いと訴えていた野上さんだが、どうやら記憶が飛んでしまうらしい。疑わしそうに息子と先生を交互に見つめる野上さんだったが、先生は丁寧に野上さんの脚を診ながら言った。

「若いころに比べたら多少は変形してきちゃう。そりゃ、一〇〇年たてばどんなに立派な大木だってこぶができたりしますから。まあ、(膝は) 美しいほうですよ」

「どうして、やだ先生！　美しくないに決まってる」

先ほどまでの不安そうな表情は消えて、どこか少女のように体をよじって照れてみせる野上さん。

「美しいほうですよ、比べればね。一〇〇歳の人の膝をだーっと横に並べて比べれば、野上さんの膝は美しいほうです」

いくつもの一〇〇歳の膝がラインダンスのように並ぶ光景を想像してしまったのは、私だけではなかったようだ。隆雄さんも和子さんも、久保田さんも、そこにいる皆が笑った。

だが、またいつもの質問が始まった。

「あとどれくらい（私の命は）もちますか」

「（治療を始めてから）今、三年たったでしょう。新しい段階から三年。今のところ食べるものが詰まるという問題が終わる兆候はない。でも、それよりも今後、何か事情があって入院した際に、状況がわからなくなっちゃう可能性が高いことが問題ですね。極端な例を挙げれば、夜中に窓を開けて『助けて』と叫んだりね。そういう症状を昔はぼけといった。今は認知症と言いますが」

先生は野上さんの質問には答えずに、続けた。

「その前の段階として、例えば、愛しているはずの家族が自分の物を盗るというような妄想を抱く。それも認知症の始まりです。野上さんの場合は、それがどう出るか。深刻化しないまま一〇五歳とか一〇六歳までもつかどうか。例えば食道の機能が落ちてきたら、食べるたびに水を飲むというような対策をとることができるけれど、認知症は対策が難しい。自分では気付かないからね」

ここで先生は、信じられないことを言い始めた。

「もし、あなたが何かおかしいなと思ったら、つまり、置いた物がないとか、大切な物がないと思ったら、これは小堀の言った〝認知症〟かなと、まず思うのが大事。普通は誰も盗るはずないんだから。ここまであなたに要求するのは、今までのところ明晰な頭脳で過ごしておられるからです。こういうやり取りのできる一〇三歳なんて、めったにいないですから」

　私は、これを聞いて驚いた。認知症の疑いのある人に、自分の認知症を自覚しろと言っているのだ。

　小堀先生は続けた。

「七月七日で一〇三歳になったんですよね。何かやりたいこととか、行きたいところとかないんですか。宝塚を見に行くとか」

「歌劇ですか」

「そう、小林一三《いちぞう》が創った」

「ああ、昔よく行きましたよ。でも、もうどこにも行きたくはないです」

　このあたりの会話は、比較的近い世代だからこそできるものだ。若い医師の口からはとても「小林一三」の名前は出てこないだろう。しかし、二人の会話はこれで終わりではなかった。

「でも、あなたがもうどこへも行きたくないって思うのは、すべてこの人たちがあなたのしたいことをかなえてきてくれたからですよ。それもわかりますか」

　先生は、息子夫婦のほうをちらりと見ながら野上さんに言った。

「はい、わかります」

「それがわかるのだったらすごいけど、認知症になるとわからなくなっちゃう。だからせめて、何か物がなくなったりしたときに自分を疑ってほしいんです。あなたならできます」

　先生の言葉を聞いて、野上さんはうなずいた。

　先生はなぜ野上さんに自分の認知症を自覚するよう促したのだろう。診察を終え、病院に着いてから確認してみると、こんな答えが返ってきた。

「専門家はどう言うかわからないけど、あれだけのやり取りができる一〇三歳だから、自覚してもらえるのではないかと。僕にとっても新しいトライアルですよ」

先生は、専門医の見解よりも人がもともと持っている潜在能力を頼りに、最期のときまでその人らしく過ごせるようにという思いから、手探りの試行錯誤を繰り返している。

野上さんの自己分析

次の訪問診療への同行は一二月六日だった。真冬のような肌寒い日々が続いていた。ガレージに出てきた和子さんは少し風邪気味で、咳をしている。

「お母さまは、どうですか。少し効果は出ている?」

「毎日、葛藤しています」

この日、野上さんは車椅子に座り居間のダイニングテーブルの前にいた。私が初めて訪ねた日もそうだった。

「今日は、こちらに出てこられていますね。いかがですか人生は」

野上さんは頭を横にふりながら「あはは」と笑った。

「そんなにおかしい?」

「どんな人生があったたか、わかりません」

「その意味は私にも何となくわかるようになりましたね。過去がものすごく凝縮して、もう短くなって感じられる、ということでしょう」

「ええ、そうです」

小堀先生が隆雄さんのほうを向いて「あなたもそう思いませんか」と問うと、隆雄さんも「そうですね」と返す。

「じゃあ、同じ意見ですね」

二人のやり取りを聞いていた野上さんが割って入る。

「（意見が）合っているほうがいいでしょう？　合わせないと、置いてもらえなくなっちゃうかもしれないし」

私には、野上さんが認知症だとは思えなかった。先生はちょっと戸惑っているように見えた。

「置いてもらえなくなっちゃうというのは、具体的にはどういうことですか」

「もしもそういうときが来たら、どこへ行こうかなって」

「どこへ行こうかっていっても、別宅があるわけじゃないでしょう」

「そう、行くところがないからね。置いてもらえないと困っちゃうなって」

「なるほど。僕は赤の他人だから申し上げられるんですが、いろいろな選択肢があります。いちばん多いのは病院に入るってこと。自分で自分の面倒がみきれなくなったら、いちばん多いのが病院か老人ホームに入るパターン。家族が介護できないほどになったらしかたがない。あなたみたいに健康優良児で、歳だけ一〇〇になっちゃったという人はめったにいませんが、普通、動ける場合は家にいられるけど……。だから、あなたのひと言には意味があるの。どうしようもない事態が起こればサービス付き高齢者住宅に入るとか、それは家族会議で決める。あるいはご長男の一存で決まるのか、ご夫婦で決めるのか、そのへんの問題があるにしても」

先生の言葉を遮るように野上さんが言った。

「どう言われても、言われたとおりにします」

わずかに沈黙の時間があり、小堀先生は確認するようにつぶやいた。

「息子夫婦の言うとおりにね、そういうことか」

野上さんが先生の言葉を受けてまた口を開く。

「そうするつもりでいます。ただ、まだ今のところは……」

「まだ今のところ、そういう感触はない。大丈夫」

「と思ってます」

先生が念を押すように言うと、
息子夫婦の顔を見ながら、野上さんはきっぱり、そう答えた。

「すごいね、これは。繊細かつ多角的な見地に立ってる。とても一〇〇歳を超えた人の頭脳とは思えない解析をしていらっしゃる。頭の中が整理されている」

「あらそう？　そんなにおりこうさんではないので何とも言えませんけれど」

下を向いて二人のやり取りを聞いていた隆雄さんが切り出した。最近、野上さんは昼夜の感覚が薄れているようで、夜中に目を覚ますことがよくあるのだと言う。昼夜逆転の傾向も、認知症の症状の一つだとされる。

「今の状態で、そのままでいいんですか」

野上さんは、先生に不安そうに尋ねた。

「そうですね、一〇〇歳を過ぎると精神状態にも少し老化の兆《きざ》しが出てきます。次の七月七日で一〇四歳ですよね」

「もうちょっと（歳が）いってるかなと思って。もうたくさんだと思ってます」

「何となく、この世はもういいと思っているという感じですか。それも恵まれているんですよね」

「恵まれているんですか」

「そりゃそうですよ。そんな人、そうはいません」

「そうですか。じゃあ私、変わり者ですか」

「いや、非常に恵まれているということです」

先生は、おもむろに聴診器を取り出し、野上さんの胸に当てた。

「やっぱり、若い人と同じ音がしますね」

「お呼びは来ませんか」

「今のところ、そういう兆しはありませんね」

野上さんと隆雄さんがともに「困ったね」という表情で苦笑いを浮かべた。

先生が訪問診療を始めたとき、野上さんにはむくみの問題があった。その影響なのか膝が痛いという野上さんのために、先生はむくみを軽減しようと心を砕いていた。症状は一年半で改善し、むしろ若返った感じすらあるという。

「僕が主治医になったからとは言いませんけどね」と、先生はおどけてみせた。

「なんか、体操とかやるのも効いているんですかね」と野上さんが問うと、それについて先生は特にうなずくでもなく、優しい目で野上さんを見ながら応えた。

「まあ、一日一日を感謝して過ごされるように」

治療すべき要素がまったく見つからない自分の体に、野上さんは「なんだか、お医者さんに悪いみたいね」と言う。先生は野上さんの気持ちの負担を軽くするように応えた。

「医者としては、あなたは楽な患者さんですよ。何の技量も必要ないですから」

私は、そうは思わなかった。

これでこの日の訪問診療が終わった。

「それでは、よいお年を。ところで、野上家のお正月の過ごし方は？」

「孫とひ孫が来ます」。先生の質問に隆雄さんが答えた。

「おお！　孫とひ孫がお正月に集まる。それはうれしいでしょう」

「いいえ、みんな目的はお年玉だから。ほほほ」

野上さんらしい受け答えだと私は思った。

わざわざ車が停めてあるところまで見送りに来てくれた和子さんに、先生は年末年始で特に注意すべきことを伝えた。

「ああ見えても、急に夜、冷たくなっていることもあり得ますからね。そういうときは救急車を呼ばないで、僕たちに連絡をください」

「そうですね。警察も来ちゃいますからね」

「まずは訪問看護師のところに連絡を入れてください。そこからすぐに僕に連絡が来ますから。もう、あの年齢になれば何が起こっても幸せなんですから。朝起きて冷たくなっていても、おばあちゃんよかったねと、そういう状況をつくるのが私の務めだと思っています。どこかが悪かったら応急処置をしてもっと生かそう、ということじゃなくてね。いつかはそういうふうに考え方を転換しないとね」

「そういう覚悟を決めて、ということですね」と和子さんは先生の言葉に続けた。

小堀先生が、ふと家のほうに視線を向けて「ちょっと心配なのは、ご主人がね」と言いかけたところで、和子さんが言葉を挟んで、堰を切ったように先生に訴える。

「ほどほどに聞き流していいのに、一生懸命に対応するんです。あまり考え込む必要はないと思うんですけれど、すごくまじめな人だから」

先生も応じる。

「それとやはり、母と息子の関係は、母と娘の関係とはまた別ですから。ご主人は、いろんなことをまじめに考える方だから。まあ、なんでも電話してください、携帯にね」

先生、久保田さんとともに私も深々とお辞儀をして、車に乗り込んだ。

野上さん、息子さん、お嫁さん、三人三様の思いがあるなかで、それが今後どのように変化していくのかがとても気になった。

超高齢化への対応

二〇一八年の年が明けた。

この冬は各地で大雪となり、雪かきをしていた高齢者が屋根から落ちて亡くなるなどの事故も発生した。寒さの厳しい日が続くと、お年寄りのことが気になる。

野上さんの体調があまり芳しくないという知らせを受けて、一月一〇日、年始の診療に同行した。

「お母様はいかがですか。ご心配な点は?」

先生は開口一番、玄関の扉を開けた和子さんに聞いた。

「そうですね。あそこにおりますので」

和子さんは自分で答えるのを控え、野上さんのところへ先生を案内した。野上さんは、居間で車椅子に座っていた。見たところ顔色もよく、私にはそれほど体調が悪そうには思えなかった。

「おはようございます。明けましておめでとうございます。あなたに編んでいただいた帽子をかぶって走ってますよ」

「笑われますよ。変な帽子なんて言われませんか」

「いただいた帽子、なかなかしっかりしていて、誰かに見せたら鍵編みだって」

「鍵棒って、先のとがった編み棒、知りませんか」

「知ってますよ」

先生は、野上さんとは体調の話をしなかった。その代わり、母親の横に座っている息子の隆雄さんに尋ねる。

「一週間くらい下痢をしています。私が整腸剤をもらってのませているんですが、昨日は治ったんですけど、今日また下痢しまして」

後ろで聞いていた和子さんが別の見方を示した。

「私は下痢じゃないと思うんですよ。肛門が緩んでいるんじゃないかと」

その言葉に先生が反応した。

「なるほどね。つまり便が出やすい状態。緩んで、いわゆる失禁。それで……」

「何回も、何回も（トイレに行く）」

「今は、紙おむつで対応しているのですか」

「自分でトイレに行けるからと言って、紙おむつは嫌がるんです。代わりに紙パンツを使っているんですが上手くいかないので、どうしたものかと」

和子さんと先生のやり取りを黙って聞いている野上さん。その本人に向かって、小堀先生はやさしい言葉で説明を始めた。

「今、便の問題を話しているんですけどね。これは、恥ずかしいことではないんですよ。野上さんみたいに体の他の部分にほとんど問題のない人でも、一〇〇歳を超えればしかたのないことなんです。

肛門のところに括約筋《かつやくきん》という筋肉があってね、普通それが締まっているんだけれど、そこが緩んでしまうのね。あなたの食道と同じように、括約筋も衰えてくる。だから無意識のうちに少し便が出て下着が汚れてしまう。そういうとき、おむつがいいのか紙パンツがいいのか。僕は紙パンツがいいんじゃないかと思いますけどね」

先生は、あくまでも「トイレに行って用を足したい」という野上さんの意思を尊重しようとしているのだ。野上さんは下を向いて考え込んでいたが、しばらくすると口を開いた。

「紙パンツのほうが面倒ではないですね。自分で決めます。最近、いろんなのがありますから」

久保田さんが、部屋の奥から野上さんが使っている紙パンツを持ってきた。

「これ、穿《は》くタイプの紙パンツですけどね、穿きにくくありませんか」

和子さんが割って入る。

「紙パンツを下ろそうとするんですが、間に合わないんです。紙パンツの中で排便してもらったほうがいいんだけど、下ろそうとするから全部受け止められずにトイレまで汚れることになっちゃう。難しいですよね。しかも、そのあとは自分で穿けないんです」

野上さんはトイレに自分で行きたいのだが、紙パンツをうまく下ろすことができず、脱いでいる途中で排便が始まってしまうため、トイレを汚してしまうというのだ。そして、後始末をするのは他でもない和子さんである。

和子さんのこの言葉に、野上さんは「今のところは自分で自由にできますけれど」と言って、また下を向いた。

この日はさらに、隆雄さんと野上さん、先生の三人の会話のなかから、野上さんの認知症が進んでいる兆しがうかがわれた。

「野上さんは、いわば人間がどういうふうに老化して、どのような機能が残るのかということを我々に示してくれている。モデルケースになってくれているような気がするんです。普通の人は九〇歳にもなればいろいろなことがわからなくなったり、寝たきりになったりします。一〇〇歳を超えてもそこそこお元気な野上さんは特異なケースですから」

先生の説明を受けて、隆雄さんが言う。

「耐用年数が切れちゃったんだね。賞味期限が個々の部分で切れちゃったの」

隆雄さんが賞味期限にたとえた話を、もっと肯定的に捉えてもらおうと小堀先生が言葉を継いだ。

「鉄道だって一〇〇年も走ればレールが傷むでしょう。人間の体もいろんなパーツでできている。食道もそうだし、肛門の括約筋もそうだし、膀胱の働きもそうだし。野上さんは数あるパーツのうち、たった三つが壊れただけ。普通は耳が聞こえなくなるとか、もっといろいろなところが壊れてくるのに、たったの三つです」

「じゃあ、私は普通ではないの？」

「はい。普通じゃないことは確かです」

先生は話を前向きにしようと気遣うが、隆雄さんは目下いちばんの心配のたねとなっている認知症について触れる。

「でも、お昼を過ぎると頭のほうがちょっと。その辺は一緒に暮らしてないとわからないですよね、先生」

「朝はこうして対応できても、午後からできなくなるんでしょう？　午後になると脳が萎縮してしまうからです」

「私は普通の体じゃないの？　さらに歳をとったらもう少し……」

「普通は九〇歳くらいで、あなたより悪くなっちゃうの。皆だいたい九〇歳くらいが耐用年数なの。それを、一三年も超えてしまった」

「こういうのは、よくないの？」

絞り出すような声で野上さんが聞いた。

だが、小堀先生と隆雄さんはほとんど同時に「いいのよ！」と大きな声で言った。

「あなたは特に恵まれたケースで、今まで元気でやってこられた。ただ、さすがに括約筋や膀胱や食道、あと脳のほうもね。午後になるとね、お昼寝から覚めたあと、わからなくなってしまう。でも、それはそれで対応できますから」と励ました。

「だから、置いておいた物が突然なくなったと思ったら……」

先生がここまで言いかけたとき、間髪を入れずに野上さんが言った。

「しょっちゅうやってます」

「それが、認知症の兆しなんです。そういうことが起きたら、家の誰かを疑うのではなく、自分は認知症に近づいているのかしら、と思っていただきたいんです」

「はい。このごろはそういうふうに思うようにしています。置いた物がなくなった、というようなときに」

きっぱりと言い切る野上さんを見て、先生は「これでしばらくは安心ですね。次の診療まで二八日間ありますから」と言って立ち上がった。

帰りの車中で、看護師の久保田さんは和子さんの本心を代弁した。紙パンツを穿いていても野上さんは排便の途中で失敗してしまうことが多いから、紙おむつにしてもらいたいはずだ、と言うのだ。普通のパンツを穿いていて、失禁してしまった際にパンツを捨ててくれと野上さんから言われたこともあるという。

「あの家は、紙パンツやおむつを買うお金はあるんでしょう?」と先生が確認した。

「いえ、この前ケアマネにおむつ券を頼んだみたいです。形がいいものだと高額なんです」と久保田さんが答える。年金暮らしの老夫婦が高齢の親を支えるとなると、やはりさまざまなものにお金がかかり、一筋縄ではいかない現実があるのだ。

さらに小堀先生は認知症の進行具合も気にしていた。

「なんか、息子に怒鳴ったりもするのかね。午後は豹変するとも言っていたしね」

「ケアマネも、そういうことを家族から聞くって言ってました」

久保田さんが残念そうな声音で伝えた。

施設への入所を巡って

地域医療をモットーにする堀ノ内病院には、在宅医療を支えるために地域医療センターがある。そこには、「訪問診療チーム」の他に、病院から在宅療養に移る際の手続きを助けたり、ケアプランを作成したりするケアマネを擁する居宅介護支援事業所「あおぞら」と、医師による訪問診療がない間の医療行為をサポートする訪問看護ステーション「みどり」がある。つまり、全部で三つのグループが配置されているのだ。この三つは常に情報を共有して、堀ノ内病院だけでなく他の病院とも連携し、地域全体の在宅医療を支えている。

二月の第一水曜日。決められたいつもの時間に野上さんの訪問診療へ同行する。途中、車内で看護師の久保田さんの携帯が鳴った。

どうやら野上さんのケアマネをしている三部《さんべ》理江さんからの電話らしい。三部さんは「あおぞら」に所属するケアマネの一人。訪問診療医と連携して在宅医療をサポートしている。

もちろん小堀先生たち訪問診療医は「あおぞら」以外のケアマネとも連携して仕事をするが、「あおぞら」のケアマネの場合、同じ病院の中にいるため情報交換を密にとれるのが大きなメリットだ。

久保田さんが三部さんからの連絡事項を小堀先生に伝える。

「野上さんのところに担当ケアマネの三部さんも来ているらしいです。〝施設〟の話が出ているので、そういうことも一緒にお話ししてほしいとおっしゃっていました」

「やっぱり野上さん、隆雄さんにきつく当たるのかな」

「他にも、お母さんが陰でお嫁さんの和子さんのことを言ったり」

「その話はケアマネに？　我々には言わないよね」

「この件は、訪問看護師にも言ってないみたいです。はたから見たら円満に見えるので不用意なことは言えませんが、お母さんのそういうところが出てきているので、どうやら『施設に入れる』という話が持ち上がっているらしいんです」

　私は、思わず先生に聞いた。

「先生、こういう場合はどのようにされるんですか」

「お母さんがお嫁さんにどういうスタンスで接しているかなどは、主治医にはわからない。身寄りのない人のケースであれば本人の希望を代弁して、施設に入れようとする行政側と交渉することはできるけど、本人と家族との問題の場合は、そこに家族の何十年もの歴史があるわけだから、本人の意向だけを一方的に支持するわけにはいかない」

　先生は、家族を含めた対応をしなければならないと考えていた。

　この日、野上さんは自分のベッドのある部屋で先生を迎えるか、居間へ出ていくか迷っていて、ちょっとしたいざこざがあったようだ。和子さんには「病人じゃないから、居間のほうに行く」と言いつつ、隆雄さんには「やっぱり、自分の部屋がいい」と主張していた。結局、野上さんは先生を自室で迎えた。

「おはようございます。椅子に敷いてあるクッション、あなたが編んだの？」

青と白のツートンカラーのクッションを指さして、先生が野上さんに尋ねた。

「はい。残り糸で編んだから、ろくなもんではないんです」

「僕に編んでくれた帽子は残り糸じゃないよね」と笑いながら返したあと、先生は問いかけた。

「ここ一か月、どうでしたか」

「まったく問題ありません」。自信たっぷりに野上さんは答える。

「すごいなあ」

「でも、月一回連れていかれる所は食事が合わなくて。あんまりよいところじゃないんです」

野上さんは、このころから利用し始めていたショートステイ（短期入所生活介護）に対して不満を抱いているらしい。


野上さんの部屋で先生が診察をしている間、すぐ隣の居間ではケアマネの三部さんが息子夫婦の悲痛な訴えを聞いていた。こういうとき、カメラがもう一台あったらとつくづく思う。私は、深刻そうな隣の部屋の雰囲気を感じ取り、野上さんの部屋から居間へとゆっくり移動した。

隆雄さんは、普段、三部さんには見せない野上さんのもう一つの顔と、介護のしんどさをこぼしていた。

「夜になると、壁から手が出てくるなどと言って騒いだりするんですよ。もう、二時間ごとに起きないとだめな感じなんです」

隆雄さんが苦境を説明したとき、和子さんがいつものように言葉を補った。

「母が呼んでいないときも、自分でしょっちゅう起きて確認しないと気がすまないらしいんです。主人はやり過ぎるほどよく面倒をみるから、たぶんこれから疲れ果てると思います。胃が痛いって言うし。ちょっともう限界かと」

和子さんは、ついに「限界」という言葉を口にした。すでに三人の間では、野上さんを「施設に入れる」話がついているようだった。問題は、施設に入るということを事前に野上さんに告げるか否かということらしい。

隆雄さんは、「言わないほうがいいと思う」と主張した。というのも、野上さんは家にいるときも、時々荷物をまとめているようなのだ。もはや、自分が家にいるのか別の場所にいるのか、わからなくなるときが頻繁にあるらしい。

和子さんが一案を示した。

「ショートステイからそのまま入所するというふうに……」

家族は相談の上、まず短期間の宿泊先として野上さんに施設に滞在してもらい、そのまま入所する方法をとることにした。

居間のほうの話の展開が見えてきたところで、私は野上さんと小堀先生の様子が気になり始めた。カメラを手にゆっくり移動して、野上さんの部屋へ戻った。

小堀先生は、居間で話がどのような方向に進んでいるのかを把握していなかったが、ここを訪れる車中で、看護師の久保田さんから息子夫婦が疲弊しているという報告を受けて、このまま家にいたいという野上さんの説得に当たっていた。

「もうちょっと家族に楽をさせようと思うんだったら、ショートステイですよ。一週間程度のね。例えば月、水、金というようにデイサービスを二週間繰り返したら、三週目は一週間泊まる、というようにするんです。そうすると家族は休める。例えば、行こうと思えばその間に温泉にも行けるしね」

「私は一人で留守番できるし、大丈夫だからって言ってるんですけどね」

野上さんは心外だったのだろう。しかし先生は冗談めかしてこう説得した。

「まあ、そりゃ大丈夫かもしれないけど、家族の心情をくみとってやると、やっぱり心配でしょう。あなたがいくら一人で大丈夫と言っても、おちおち温泉になんか入ってられない気分ですよ」

野上さんは先生の言葉が途切れるのを待って、目を見開いて言い張った。

「でもね、行っていいよ、私は一人で大丈夫だからって言っても……」

ここに至って、先生はきっぱり言った。

「一人で留守番なんて、そりゃだめだ。もちろん、あなたの場合は全部手回ししとけばそれも可能かもしれないけれどね。だけど、家族としては心情的に安心していられないでしょう」

先生のそのひと言で野上さんは背中をまるめ、急に弱々しくなった。しばらく悲しそうな顔をして無言で一点を見つめていた。やがて、小さな声で吐き出した。

「そうですね。まるっきり一人でいるというのは、ちょっと不安もありますね」

先生は折り畳み椅子からゆっくり立ち上がり、野上さんに一礼すると部屋を出て、息子夫婦とケアマネの三部さんがいる隣の居間へ移った。私もすぐに先生のあとを追ったが、野上さんの心情を思うと胸が痛んだ。

最後の訪問診療

居間では三人がカレンダーを見ながら野上さんの入所日を相談していた。そこから逆算して、小堀先生の最後の診療日を割り出そうとしているのだ。

野上さんのように、サービス付き高齢者住宅に入ろうとする場合、そこには施設と契約している医師がいるので、訪問診療医は診ることができなくなる。施設に入ってしまうと、これまで築き上げてきた訪問診療医との関係がゼロとなり、また新しい医師と関係をスタートさせなければならない。心から信頼していた小堀先生との別れは、野上さんにとってつらいに違いない。

先生は三人の会話の内容を知らなかったはずだが、ある程度予測していたのだろうか。「入所の決定までは聞いていなかったけど、僕のほうでは一応、ショートステイの活用を勧めておきました」と言うだけだった。

少し意外だった。先生は「野上さんを施設に入所させる」という決定に対して、いささかも反対しなかったのだ。先生が診ている他の患者同様、住み慣れた自宅で最期を迎えたいという野上さんの希望は、よく知っているはずである。

結局、翌三月最初の水曜日を最後の訪問診療日と決め、その翌日に野上さんは施設に入所することになった。

気持ちを抑えられなくなり、帰りの車の中で私は小堀先生を問い詰めた。だが先生は、諭すようにこう説明してくれた。

「野上さんは、確固たる強い意志をもって施設に入るのを嫌がっているわけではないのですよ。自宅にいても、そこがどこなのかわからなくなって『(自宅に) 帰る』と言うくらい、認識が曖昧な状態になることもあるんです。認識や記憶にまだらな部分があるので、むしろ幸せなほうです。息子さんたちだってもうすぐ八〇代でしょ。事と次第によっては老々介護で倒れてしまいます。あのご夫婦の人生も考えてあげないと」

三月下旬。病院の近くを流れる黒目川《くろめ》の土手の桜が咲き始めたころ、小堀先生が野上さんを訪問診療する最後の日を迎えた。

「毎度、お世話になりまして」

いつものとおり、きちんとした身だしなみで先生を自分の部屋に迎え入れた野上さん。

「はい、しばらくはお世話できないですけどね」

「そうですか?」

不思議そうな面持ちで返す野上さんの様子を見て、先生はそばにいた和子さんに尋ねた。

「居住空間が変わる話は、なさったんですか」

「明日から〝お泊まり〟と言ってます」

家族は、明日から施設に入所になることをはっきりと伝えられずにいた。先生は、野上さんのほうに向き直って話しかけた。

「お泊まりの場所は、慣れ親しんだ場所でしょう。覚えてますか。あんまり記憶にはないですか」

先生は「施設」という言葉を使わず、家族が伝えているように「お泊まり」という単語を使って、これから終《つい》の住処《すみか》になろうという場所の印象を、野上さんから聞き出そうとした。

「記憶にはありますけど、あまりいいところじゃない」

「まあ、すべていいところ、というわけにはいきませんがね」

私は、野上さんはすべてを悟っているように感じた。先生は、おもむろに聴診を始める。

「どうですか、まだ長引く？」

主語のない野上さんの質問に、先生が答える。

「ええ、長引く可能性があります。そういう点で、お泊まりという状況は大事だと思いますよ」

この二人のやり取りで、質問の主語は「命」だということがわかった。切なさが込み上げてきた。

「あんまりね。しょうがないね、これもね。私がいなければ皆が楽だというのは、わかってるの」

「それがわかる、ただ一人の一〇三歳ですよ」

先生は、精いっぱいの言葉で励ました。

「お互いにね、もう何日か、何か月かわかりませんけど。よろしくお願いします」

そう言って深々と頭を下げた野上さんに、先生も応じた。

「こちらこそ、よろしくお願いします。またね、まいりますから」

「ありがとうございました」

二年間続いた小堀先生の訪問診療は、この日をもって終わりとなった。

先生が去っていった部屋に一人、野上さんがベッドに腰掛けたままでいた。私はカメラを置くことができず、そのままそこに立ち続けて野上さんの姿を捉えていた。そのとき思わぬことが起きた。野上さんが突然カメラに向かって話し始めたのだ。

「ああ、これでもうほっとした。いつでも喜んで仲間入りさせてもらいますので、よろしくお願いいたします」

一瞬、何が起こったのかわからなかったが、そのままゆっくり後ずさりしながら、小さくなっていく野上さんに向けてカメラを回し続けた。するとまた野上さんが口を開いた。

「……こんなこと言ってね、にこにこしながら死んでいく人いるかな？　いますか？」

胸を突き刺されるような瞬間だった。

翌日は朝から雨。施設への出発の日だ。

野上さんは、施設からの迎えのバスが到着する前にきちんと身支度をし、車椅子に掛けて自分の部屋にいた。黒いレインコートに身を包み、いつもより濃いめのお化粧をした野上さんは、とても一〇三歳には見えない。

迎えの介護士さんが到着したとのことで、隆雄さんが母親の車椅子を押して玄関に向かおうとした。部屋を出てすぐのところで、野上さんが言った。

「ハンカチ、置いてきちゃった！」

隆雄さんは、その声で車椅子を押すのをやめて部屋に戻った。母親のハンドバッグの中を探そうとした隆雄さんに、野上さんが「もう入れたんだっけ？」とひと言。一分一秒でも自分の王国に留まっていたいという野上さんのささやかな抵抗のようにも、私には思えた。

隆雄さんの「うん、鞄に入れたよ」という声とともに、車椅子のまま再び野上さんが部屋から出てきた。一礼して私の前を通り過ぎると、介護士に手を引かれながら玄関前の階段を自らの足で歩いて下り、施設の送迎バスに乗り込んだ。

いちばん前の座席に腰を下ろした野上さんはゆっくり髪を整え、まっすぐ前を向いたまま毅然としていた。外では隆雄さん夫婦が悲しげな面持ちで立っていた。

私は思わず「野上さん、行ってらっしゃい」と声をかけた。とても「さようなら」とは言えなかった。野上さんがわずかに微笑んだように思えたのは、気のせいかもしれない。言葉をかけ終わったと同時に、バスのドアが勢いよく閉められた。小雨が降るなか、すぐにバスは走りだした。野上さんは、住み慣れた家のほうを一度も見なかった。

入院先で逝く

それから五か月後の八月。たまたま堀ノ内病院に用事があって訪ねたときに、野上さんが入院していると聞いた。施設で体調を崩したというのだ。先生も家族も、何があっても入院だけはさせないと言っていたのに、どうしたことだろう。聞けば、検査が必要だったことに加えて、自宅ではもう引き取れないという家族の判断もあったという。

その日は隆雄さん夫婦も来ていたので、病室を訪ねた。どんな様子なのか不安だったが、野上さんは思ったよりも元気だった。認知症が進んだとも聞いていたが、何となく私のことを覚えていてくれたような気がした。ベッドから半身を起こして、いろいろなことを話してくれた。

「私のほうから皆さんにお会いしに行くと、いろいろな方に迷惑がかかってしまうから、なかなか伺えないけれど、ここに訪ねて来てくださると助かるのよ」

野上さんらしいひと言だった。

しかし翌月、野上さんが膀胱がんにかかっていることを知った。あれからずっと入院していて、だいぶ様子が変わってしまったと聞き、私は小堀先生と一緒に再び病室を訪ねた。そして、彼女の変貌ぶりに愕然とした。

一段と認知症が進み、治療のための管を抜いてしまったり徘徊したりするため、両腕をベッドに固定されていた。目は宙を泳いでいる。一か月でこんなにも変わってしまうのかというほど別人のようになった野上さんの姿が、そこにあった。小堀先生がベッドサイドに近づいて呼びかけた。

「野上さん、わかる？」

そのとき、かすかに野上さんが「せんせい」と言葉にしたのが聞こえた。意識が朦朧として、誰が誰かもわからない状態だと聞いていたが、小堀先生の声には反応した。

小堀先生は野上さんの手をにぎって「また来るからね」と言って病室を出て行った。私は長い廊下を足早に行く先生を懸命に追いかけた。病院の屋根裏部屋にある先生の自室に着いてから、私は本音を口にした。

「ショックでした。野上さんがあんなに変わってしまうなんて」

「まあ、一度自宅に帰っていれば状況は好転したかもしれないけれど、戻らなかった。そこからは坂を転がるように容態が悪くなっていったんです。誰も責められはしない。悲しいけれど、長生きが必ずしも幸福につながるわけではないんですよ」

先生は下を向いたまま、ため息交じりに言った。


新年がそこまで迫った一二月三〇日、野上さんは病室で家族に囲まれながら息を引き取った。

後日、隆雄さん夫婦に詳細をうかがうと、施設に入って三か月で体調を崩し、施設が契約していた新座市内の病院で検査をしたところ、膀胱がんが見つかった。末期だった。そこですぐに小堀先生が動き、堀ノ内病院で最期まで面倒をみると告げられたそうだ。

夫婦にとって先生の申し出は本当に心強かったという。野上さんは五月一五日に堀ノ内病院に転院した。途中で小堀先生から在宅介護に戻すかどうか相談されたが、そのときは「家に戻っても前と同じことになる」と判断し、入院を継続させたのだという。

亡くなってから、少しでも家に帰りたかっただろう野上さんの気持ちに報いるべく、遺体をすぐには葬儀社にあずけず、家に安置して年明けの葬儀に備えたという。

しばらくたって、隆雄さんと和子さんご夫婦から、野上さんの編んだ袋や描いた絵などが、形見分けのように私に届いた。どれも丁寧につくられ、元気だったころのあのかくしゃくとした野上さんの様子が偲《しの》ばれる。

今にして振り返れば、「ああ、これでもうほっとした。いつでも喜んで仲間入りさせてもらいます」と口にした野上さんの「仲間入り」の意味が、私にはやはり来世への仲間入りに思えてくる。耳にした直後は、それは考え過ぎかもしれないと思ったが、野上さんは、あの時点ですべてを見通していたのかもしれない。

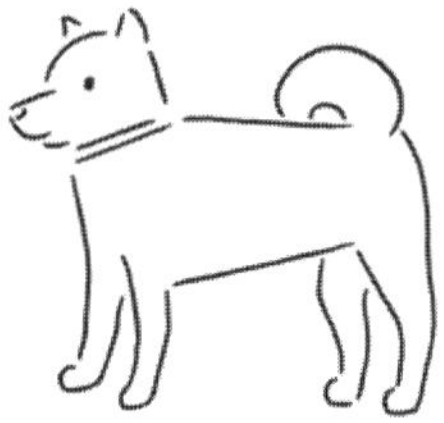

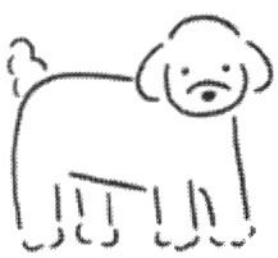

第二章

親が子を看取る

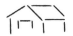

田辺祥子さんのケース

77歳の母親が52歳の娘を看取る

もう一人の医師

堀ノ内病院で訪問診療を担うのは、小堀先生を含めて四人。そのうち組織のリーダーとして活躍するのが堀越洋一先生（五六歳）だ。

堀越先生は群馬大学医学部を卒業後、国立国際医療研究センターに籍を置き、開発途上国やイラン、イラクなどの国々の紛争地帯に滞在しながら医療活動や人材育成に携わっていた。

マザー・テレサによってインドのカルカッタに開設された「死を待つ人の家」を訪れたこともある堀越先生だったが、当時は、回復の見込めない人をただ看取るだけということに意味を見出せなかったと言う。

「手術で病気を治すというのならわかるけれど、この人はターミナル（終末期）で、もう治療のしようがありませんと。にもかかわらずその人のところにいてあげる、ということが自分は苦手だった」と振り返る。

しかし一九九三年、国立国際医療研究センターの外科部長に就任した小堀先生との出会いをきっかけに、その後、進む道が変わることになる。二〇〇〇年に小堀先生が病院長に就任すると、堀越先生は政策医療推進調査官の職務に就き、事務方として小堀先生を支えた。

だが、三年後に小堀先生は堀ノ内病院に移り、以降「在宅医療」に携わることになった。二人の所属は変わったが、二〇〇八年、堀越先生が海外研修生の受け入れ先として堀ノ内病院に協力を仰いだことから再び小堀先生との関係が深まる。会食などで互いの近況を話す機会が増え、その際に小堀先生から在宅医療の話を聞くようになったという。

さまざまな障壁を前に、どうすれば病床に伏す人の希望をかなえてあげられるのか――小堀先生は、最期の時間を患者とともに歩む日々を具体的に語ったのだ。今まで触れたことのない死に際の医療の話は、堀越先生の心を捉えた。

当時のことを尋ねる私に、先生はこんなふうに話してくれた。

「失礼に聞こえるかもしれないけれど、小堀先生は〝死にゆく人だからこそかかわる〟という姿勢があるというか……。死ぬから意味がないのではなく、死を前にした人にも命の輝きがある。小堀先生がかかわった患者さんのエピソードを聞くと、命の光というか、明るさのようなものがある。先生の話を聞くうちに、自分はずっと逃げていたんだと思い至ったんです。一人の人が死にゆくときに、何もできなくともそこにいるということからね。でも、患者さんの命の輝きを感じられるなら、自分も肯定的な気持ちでそこに身を置くことができるかもしれない。苦手意識を抱えたまま、この先も逃げ続けて人生を送るのかと考えたときに、苦手だけど、かかわってみたいと思ったんですね」

当時、堀ノ内病院で専門的に訪問診療に携わっていたのは小堀先生一人しかいなかった。一人で八〇人ほどの患者を受けもつ多忙な日々を過ごしていたある日、ついに肺炎で倒れてしまう。それでも数週間療養して自分で病気を治し、何事もなかったかのような顔で再び職場に復帰した。

仕事への情熱は褒められるべきものだが、さすがに院長の小島先生が案じ、訪問診療を望む患者が増え始めていた事情もあって、対応できる医師を増やそうと話を持ちかけてきた。

そして二〇一三年、堀越先生は堀ノ内病院の訪問診療医となった。それまで住んでいた東京の都心部を離れ、病院のある新座市に近い清瀬市に引っ越し、万全の態勢を整えた。

小堀先生と同じ外科が専門だった堀越先生。しかし、訪問診療医としての患者へのアプローチのしかたは、大きく異なっている。そのことがはっきりわかったのは、堀越先生が担当する、子宮頸がんの五〇代の患者に密着したときだった。

ある依頼の電話

二〇一七年一一月一日、訪問診療チームに一本の電話がかかってきた。がん研有明病院（東京都江東区）からの患者受け入れの要請だった。電話を受けた看護師の久保田さんはその内容をチームリーダーの堀越先生に報告した。

患者の名前は田辺祥子さん。五二歳で、末期の子宮頸がんだという。一〇月より一か月間ほど緩和病棟に入って疼痛《とうつう》コントロールなどが行われていた。主治医の見立てでは余命一か月あまり。本人に帰宅願望があることから、症状が安定しているこの時期に退院の運びとなった。

ついては在宅医療の必要があり、祥子さんの自宅に近い堀ノ内病院の訪問診療チームにお願いしたいというのが主旨だった。

報告を受けた堀越先生は久保田さんに家族構成と、キーパーソン（連絡窓口）を確認した。

久保田さんは一瞬、困った顔をした。

「それが、先生。ご本人は母親との二人暮らしで、キーパーソンは弟さんご夫婦になっているんですけど。実は七七歳の母親がパニック障害（強いストレスなどが原因となり、パニック発作が一定期間、断続的に続く不安障害の一つ）を抱えていることから、弟さんご夫婦は、本人にも母親にも病気の詳しい話はしないでほしいと希望しているそうなんです」

がん研有明病院では放射線治療などあらゆる手を尽くしてきたが、もうできることはなくなってしまった。そこで、残された時間を本人の希望である在宅療養に切り替え、自宅で過ごしてもらおうという方針を立てたのだが、介護する母親や本人は余命を知らされていないということになる。

治療をやめて緩和病棟に入っていたことから、母親は薄々、事情を察していたかもしれない。しかし、これから医師とともに向き合っていく〝最期の日々〟を、患者にいちばん近い介護者がどの程度理解しているかで、安らかであるべき在宅死への道のりが変わってしまう可能性もある。

しかも患者は長い間母と二人、支え合うように暮らしてきた五〇代の女性だ。母親が患者ではなく、その逆である。看取りを担当する医師にとって難しいケースになることは間違いなかった。久保田さんは堀越先生の顔色をうかがうようにして聞いた。

「先生、どうしますか」

先生は、間髪を入れずに答えた。

「行きます」


訪問診療の初日は、祥子さんのがん研からの退院日をもとに逆算して決められた。まずは退院日を目処に、介護ベッドなど自宅療養に必要なもの一式が、堀ノ内病院の事業所「あおぞら」のケアマネによって準備された。続けて退院の二日後に、堀越先生が訪問診療に入ることになった。

祥子さんの初診となる一一月一三日。堀越先生はがん研から送られてきたさまざまなデータや治療歴を読み込んでいた。その様子を撮影していた私は、先生が何度もため息をつき、頭を横に振る姿を捉えていた。難しいケースであることが門外漢の私にも伝わってくる。

この日、先生に同行するのは看護師の藤吉さんだ。小堀先生と違って堀越先生は自ら運転はしない。藤吉さんが運転している間、堀越先生はじっとカルテを読み込んでいる。先生はターミナルのがん患者や難病を患っている在宅療養の患者を担当することが多い。さらに新規の患者も担当しているのだ。

他方、小堀先生は主として付き合いの長い高齢の患者を担当している。堀越先生に比べれば担当する患者数が少なく、患者に関するデータはすでに頭の中に入っている。移動中はむしろ車窓から見える紅葉の様子や空の色などを観察し、それを患者との会話の材料にするのだ。こうした訪問の途中でも二人の様子はまったく異なっていた。

七七歳の母が五二歳の娘を介護する

祥子さんの自宅は、病院から車でおよそ五分のところにある。周辺にはいくつか広めの畑が残っており、かつては農家が多かったことがわかる。

立派な門を入ると広い庭があり、犬が二匹こちらに向かって走ってきた。ただ、フェンスがあるので私たちのもとまでは来られない。吠え声を聞きながら玄関に入った。これまで診療に同行したなかで最も大きな和風の旧家だ。七七歳になる母親の鏡子さんが、笑顔で迎えてくれた。

患者の部屋は、玄関を入って右側の庭に面した日当たりのよい洋間だった。古い家をリノベーションしているようで、窓はすべてサッシに替えられている。堀越先生と藤吉さんは、患者の祥子さんに簡単に自己紹介をした。

祥子さんは、介護ベッドを起こした体勢で少し照れ臭そうに挨拶した。彼女の髪は金色に染められていた。その髪を上部で団子形にまとめたヘアスタイルだ。思ったより若々しく見える。

私は、最初はカメラを回さずに挨拶し、在宅医療の実情を記録したい、と撮影の目的を伝えた。お二人とも快く受け入れてくれた。

撮影者として医療現場を取材する際、肝に銘じていることがある。当然と言えば当然だが、決して医師の仕事を妨げないようにすることだ。命をあずかっている現場であることを絶対に忘れないこと。いざとなったらカメラを止めて手伝うくらいの覚悟をもって、その場に「いさせていただく」ことを、いくつかの医療番組の制作経験から学んできた。

だから訪問診療に同行取材する際、いちばん気を遣うのが「どの位置から撮影するか」だ。医師の仕事を妨げずに、患者と医師のやり取りを記録できるポジションはどこか。加えて、田辺家では母親の様子も大事な要素だ。

私は、寝ている祥子さんの足の先にある壁とベッドの隙間に入ることにした。そこからであれば部屋全体と三人の様子が問題なく撮影できる。ポジションが決まったら、あとは「透明人間」になる。できるだけ自分の存在を消して、静かな観察者になる。


診察が始まった。まずは看護師の藤吉さんが脈拍、心拍数、血圧などのデータを測る。祥子さんは藤吉さんに「どうですか」と尋ねた。数値が気になるらしい。

「大丈夫、普通です」と藤吉さんは答えたが、自ら体温計を確認して「高いかな」とつぶやいた。

堀越先生が「食事はどうですか?」と聞くと、「食べると吐き気がするので、病院では、朝はプリンを食べていました。お昼には柔らかく調理したおかずだけ食べて、夜はまたプリン。それで特に調子が悪くならなかったので、一応、ここでもしばらくは同じようにしようかと思います」としっかりした口調で答えた。先生は、祥子さんの状況を把握するために質問を始める。

「お腹痛いのは?」

「大丈夫。痛くありません」

「夜、眠れますか」

「横になると腰が痛くて。この姿勢が楽なので、そのまま寝てしまいます」

祥子さんのがんはリンパ節にも転移しており、それが腰椎《ようつい》にまで達して腰背部の痛みの原因となっている。

「じゃあ、つらいよね」。先生は、祥子さんの顔を見ながら言った。

「だから、あまり熟睡はできていないかもしれない。ずっと眠剤（睡眠薬）をもらっていて、のんではいるんですが、二、三時間で目が覚めてしまうんです」

「ぐっすりは、眠れないんだ」

「たぶん」

先生の質問は続いた。

「今、気になっていることは？」

「体調的には、わりと大丈夫。痛みも、痛み止めでおさまっている。気持ち悪いのもない。あとは、お尻が痛い。すわりっぱなしなので。この姿勢だから」

「皮膚が痛いの？」

「皮膚というか、床ずれの手前くらい。病院で診てもらったときはぜんぜん大丈夫だよって。でも、ちょっと痛い」

「痛みがあるのね」

先生はがんの治療の話は一切せずに、祥子さんの「痛み」に集中して質問を重ねた。

「ベッドのマットは、どんなのがついているの？　最近のマットにはとてもよいのがあるから、替えるといいかもしれませんね」

先生はケアマネに連絡して、早速マットを替えるよう提案した。

祥子さんは、自分の症状に関してはきはきと説明した。しかし、これから介護を担っていくお母さんは、少し心配そうな表情で先生と娘のやり取りを見守っている。

先生がお腹の触診に取りかかると、祥子さんが付け足した。

「あと便秘が気になります。だから、この薬をのんでいます」

「その薬、効きますか」

「まあまあです。少し下痢気味にはなりますが」

先生は祥子さんのお腹を少しきつめに押して、痛みはないかと確認したが、祥子さんは問題ないと答えて、こう言葉を継いだ。

「病院で調べたら、貧血と言われました。十二指腸で出血しているようです」

しかし、その原因はがんなのだ。そのことを知っている先生が尋ねる。

「だけど、自覚症状でお腹は痛くならなかった？」

「痛みといっても、ちょっとですね。でも吐き気はずっとしていました。あと息切れ。ずっとむくみのせいだと思っていたんです。ちょっとしゃべったりトイレに行ったりするだけでも、ハアハアしてしまう。それで病院で輸血をしてもらったら楽になりました」

確かに、祥子さんのむくみはひどかった。布団をめくると、祥子さんの脚は通常の四倍くらいに膨れ上がっていた。

「恐ろしいもんだね」。すぐそばで診察の様子を見ているお母さんの声が聞こえてきた。

「僕がこうやると、痛くないですか」と言って、先生はむくみの具合を丁寧にチェックする。

「痛くはないですが、重すぎて動けないんです」

　トイレに立つとき自ら手で脚を持ち上げてベッドから降ろさないとだめだということを、祥子さんはジェスチャーを交えて先生に説明した。先生は祥子さんの脚をさすりながら「どうしようかなあ」とつぶやき、視線を藤吉さんのほうに移した。そして「あれ持ってる？　弾性の……」とだけ言うと、すぐさま藤吉さんが幅の広い伸縮性の包帯を取り出した。「弾性包帯」のことだった。藤吉さんはそれをくるくると祥子さんの脚に巻き付けていった。

「ああこれ、病院でも巻いてもらってました」

　祥子さんの声を聞きながら、堀越先生はお母さんに話しかけた。「巻くのはそんなに大変じゃないんだけど、お母さんが手伝ってくれたらね……。祥子さんが自分でするのはちょっと難しいから」

　それまで後ろのほうに座って不安そうに娘を見つめていたお母さんが、立ち上がって前に出てきた。先生は丁寧に包帯の効果を説明する。

「先のほうからきつめに巻いておくと、それだけで少し楽になります。締め付けることで余分な肉が上にいくから、少しだけ重さも感じにくくなる。やってみて快適だったら続けるということで」

　包帯を巻き終えた藤吉さんが、改めてお母さんに巻き方のこつを伝える。

「そうですね。巻き終わったあと、ぎゅっと絞るんです」

包帯が巻かれた足先に、藤吉さんが靴下を履かせた。そんな娘の姿を見てお母さんが「むくみ過ぎて自分では履けないからね、恐ろしいもんだね」とつぶやく。そのやるせない表情に、胸が締め付けられた。

患者のケアと家族への配慮

会話をしながらも、堀越先生は祥子さんがこれまでのんできた薬の種類やその残量などを淡々と確認していく。訪問診療医にとって、薬は大切な〝武器〟だ。病院のように何でもそろっているわけではない状況で、患者がいかに痛みのない快適な時間を過ごせるか。理想的な療養環境をつくるため、的確な薬を処方する腕が問われる。

祥子さんは、退院時に一四種類の薬を処方されていた。堀越先生は祥子さんの痛みと不眠、排便を中心に改善するため、薬を見直していった。

「お通じのほうが大変なのかな」

「はい。もともと便秘気味なのが、さらに大変」

「ちょっとね、今のんでる薬は……」と言葉を濁した先生。どうやら薬の改善を考えているようだ。

「マグネシウムと、これを垂らしてのんでいます」と言う祥子さんに、先生は「ちょっと仕組みの違う薬があるんです。カプセルみたいなやつ。今まではなかったようですが、お出ししておきますね」

併せて、薬ののみ方もアドバイスする。

「睡眠薬は、何時ごろにのんでます？」

「寝る前です」

「オキシコドン（鎮痛剤）は、夜八時ごろ？」

「はい」という祥子さんの返事を確認した先生は、また考え始めた。そして、こう勧めた。

「寝るときに睡眠薬をのむでしょう。そのときオキシコドンも一緒にのんでいただくと入眠するのに助けになる。楽になると思うよ」

さらに、診察の終わりに、こう付け足した。

「今のところ、あまりつらいところはないみたいだけど、基本は今までの薬は続けたほうがいいと思います。私は一週間に一回くらいは来ましょうかね」

続けてお母さんのほうを向き、特に心配なことはあるかと尋ねた。

「食べることです。でも、無理やり食べるとどうしても気持ち悪くなっちゃうようで。普段はよく食べるほうだったのに、それがどんどん食べなくなってきて。そこのところがね」

「まあ、無理に食べなくてもいいでしょう。今は気持ちが悪くなるのを抑える薬も出ていますし。その薬もあまり効かないようだったら、来週の金曜日に食事について相談しましょう。おうちに帰ってきたばかりで、またこれから症状が変わるかもしれないからね」

「そうですね」

「十二指腸から出血していたから、前みたいにもりもり食べるのはよくない。そこのところがおさまってくれれば、まあ少しずつよくなってくるかもしれませんね」

食欲が落ちていく祥子さんを心配するお母さんを、懸命に気遣う堀越先生だった。お母さんも気持ちがほぐれてきたのか、本音を話し始めた。

「薬の数やのみ方など、いろいろなことを覚えられない人だから、私が……」

祥子さんがしっかりしているから心配ないと先生が励ますものの、そうすぐに心穏やかにはなれないようだ。七〇歳を過ぎたとたんに物忘れがひどくなり自分自身が嫌になる、と胸中を吐露する。

「心配で、他人事じゃないんだけど。自分が頼りなくて」

「お母さんが心配されるのは当然と思いますが、あれこれ考えるのは私たちだから、相談しながらやっていきましょうね」

娘の病になすすべもなく、それでも介護を担っていかなければならない状況を前に気弱になっているお母さんを、先生はそんな言葉で励ました。

診療が終わったところで、私は祥子さんに訪問診療を受けた感想を尋ねた。どんな言葉をかけていいかわからず、月並みな質問になってしまったにもかかわらず、祥子さんはカメラに向かってしっかり答えてくれた。

「今まで自分の周囲にもなかったことなので、どうなんでしょうか。徐々にね、どんな感じだか様子を見つつ」

「病院にいるより、おうちに戻ったほうが落ち着きますか」

「う～ん、どうですかね。精神的には病院のほうが楽かな、気を遣わずにいろいろやってもらえるから。そういう面では家族に面倒みてもらうよりは気が楽ですし。難しいところですね、半々かな」

家に帰って来られたのはいいとしても、自分の介護を母親が一手に背負うことになる。そんな祥子さんの心配が、短いやり取りのなかで痛いほどわかった。

改善と気がかり

祥子さんへの二回目の訪問診療は、その四日後となった。家に戻り、環境が変化しても容態が安定しているかどうか。また、介護を担うお母さんの様子を見る目的もあって、堀越先生は一週間もたたないうちに再訪することにしたのだ。

犬の走り回る庭を通って玄関扉を開けると、お母さんの元気な声が聞こえた。

「おはようございます！」

部屋に入ってみると、すこし顎がほっそりしたけれど、いくぶん晴れやかな表情の祥子さんが介護ベッドを半分起こした状態で、そこにいた。

「頭がちょっと、ぼうっとしちゃって」と祥子さんが言うのを遮るように、お母さんがうれしそうに報告した。

「でも、うんち出たんだよね」

「おお！　うんち出たの」。あまり感情を表に出さない堀越先生もうれしそうだった。

「これがやっぱり効くみたい。併用してみたら、昨日出ました」

「じゃあ、少し楽になった？」

「多少は。むかつきがちょっとあるけど」

「腰の痛みはどうですか」

「全然、大丈夫です」

「あ、そうなの?!」先生自身も、予想を上回る症状の改善に驚いているようだった。

「じゃあ、横になって眠れる？」

「昨日ね、久しぶりに横になって寝られました。多少、眠れたんです。朝起きたときにはすっきりした感じになりました。ただ、さっきからぼうっとしている感じ」

うれしい報告は、まだ続いた。

「横になって寝られたことで、少し脚が細くなったのかなって、今朝話してたんですよ」

今度はお母さんが笑顔で報告すると、祥子さんが言葉を補った。

「包帯を巻いてもらったら膝から下が細くなりました。シャワーを浴びるときに外してしまったけれど、だいぶ細くなった。で、そのまま細さをキープしています」

伸縮性のある包帯が巻かれた足の甲から膝までは、初めて目にしたときと違い、確かにむくみがとれて格段に細くなっている。堀越先生の初診の効果がはっきりと出ていた。部屋が明るい雰囲気に包まれた。先生は食欲についても質問する。

「むかつきがあったので、食欲はここ二、三日落ちています。さっきアイスクリームの小さいのを食べました。昨晩はプリン。無理やり食べると気持ち悪くなるから」

「水分はとれてる？」

「あまり多くないです。薬をのむときの水くらい。最近、喉を通らなくなってきた」

　この言葉に、ちょっと先生が反応した。「ええ、あっそう。どういうふうな感じ？」

「膜が張っちゃっているような感じがする。ものを通すと」

「下がっていかないような？」

「そう。それでしばらくじっと時間をおいて抜けていくのを待つようにして。すっといかない感じ」

　食べられないという話を聞いて、これまで笑顔でいたお母さんの表情が曇る。それを察して先生が尋ねた。「何か気になることは？」

　先生に促されて、お母さんがここぞとばかりに話し始める。

「どうしていいのか、わからないいんです。何もできなくていらいらして」

「いらいらはしてないよね」と、先生は祥子さんに同意を求めた。

　祥子さんは、苦笑いを浮かべている。どうやら母娘の間に何かあったようだ。

「こっちがこうだから、（祥子が）いらつく。私、忘れっぽくてね」とお母さんが小さい声で口にする。

「ご本人が自分の症状のことや薬ののみ方もよくわかっているから大丈夫。まあ、食べることについては、この薬をのめば食欲が出ますよってわけにはいかないからね。何か気になることがあったら、いつでも連絡してください」

　先生はそう言って、あまり母娘の関係に立ち入らないよう気遣いつつ、この日の訪問診療を終えた。

私はそのまま残って祥子さんに短いインタビューを決行した。まもなく祥子さんにとって苦しい時期がやってくることを感じ取っていたからだ。話ができるうちに、彼女を患者としてだけでなく、同世代の女性としてもっと知っておきたかった。

「入院する前は、もうちょっとまともだったんだけどね。それまでは普通に布団で寝られたのに。この介護ベッドも家に帰ってきてから入れたの。戻ったらこれのほうが便利だろうというので、今回初めて利用したんです」

居残った私に気を遣って、そんなふうに話し始めてくれた。私は病気のことより祥子さん自身のことを知りたくて、こう聞いてみた。

「ワンちゃんは、祥子さんの、それともお母さんの好み？」

「ああ、私です。トイプードルと柴犬」

お母さんが、私たちの会話に加わってきた。

「私は子供のころに犬や猫を飼ったことがなかったんだけど、祥子は小さなときから動物が好きだったからね」

二匹の犬は、がんの転移が見つかったとき、祥子さんの希望で飼い始めたという。

「生き物がいるっていうのは、いいですよね」。お母さんの言葉にどう答えていいかわからなかった私は、ただ同意するだけだった。するとお母さんが「いないよりはね。でも、年をとってからは大変だけど」と言う。そろそろ話題を変えたほうがよさそうだ。

「祥子さんの趣味って何ですか」

再びお母さんが「嵐よね」と、祥子さんに代わって答える。

祥子さんがちょっと憤然とした表情をして割って入った。

「いや。本当はＫＡＴ－ＴＵＮが好き」

「意外に移り気屋なのは、初めからなんです」と、またも横から解説が加わる。

どちらの味方をすることもできない私は、次の質問を急いだ。

「じゃあ、けっこうテレビを見てるんですね」

「ＤＶＤもあるけれど、最近具合が悪くなってからテレビを見てないの。見る気力がなくて、面倒なのが先にきて。ときにはあまり考えずに二時間ドラマを見るけど、ただ画面が流れてるなって感じで。本当におばちゃんになってきちゃった。動けさえすれば映画も行くし、コンサートも行くし。つい最近まで、本当に昨年まではコンサートにも行ってたんです！」

祥子さんは、最近まで元気だった自分が病に伏せている状況に、苛立ちをにじませた。

「映画は何が好き？」

「最近は邦画をよく観てた。昔は洋画にいい作品があったけど、最近は邦画が頑張ってる。若手のいい俳優も生まれてるし」

「ちなみに誰が好き？」

「佐藤健《たける》君か、岡田将生《まさき》。岡田将生はつい最近、テレビドラマの『ゆとりですがなにか』で主演した俳優さんよ。でも、今いちばんなのはKAT－TUNの亀梨和也」

いよいよガールズトークになってきた。そのとき、祥子さんのベッドサイドのテーブルに置いてある電話の子機がけたたましい音で鳴った。祥子さんはちょっと怒ったように「向こうで話してよ！」と、お母さんに子機を投げるように渡した。

祥子さんの感情は、寄せては返すさざ波のようにくるくると変わる。特にお母さんに対しては、痛々しいほど露骨だった。しかし、私たちのガールズトークは何事もなかったように続く。

「音楽系は、私は洋楽が好きだった。特に八〇年代のもの、学生のときのね」

なるべく彼女の感情に沿うようにして会話を続けようと思い、尋ねてみた。

「グループ系？　どの歌手が好きだったの？」

「う～ん、デュラン・デュランやカルチャー・クラブかな」

祥子さんが口にしたのは、八〇年代に一世を風靡したイギリスのビジュアル系バンドの名だ。私も祥子さんと同世代だから、彼らの音楽に身をゆだねてディスコで踊っていた学生時代を思い出した。

「知ってる、知ってる。Karma Karma Karma Karma Karma Chameleon ♪」

祥子さんの好きなカルチャー・クラブが歌っていた曲＊（カーマは気まぐれ）の有名なサビのフレーズを口ずさんだ。思いのほか祥子さんがうれしそうに「それ、それ」と言って笑ってくれた。

「でも最近、音楽も聞かないなあ」と次の瞬間、少し寂しそうに口にする。

私は祥子さんの言葉をやり過ごし「昔の音楽のほうがいいですよね」と、懐かしさを楽しむように

＊Karma Chameleon / Written by George O'Dowd, Jon Moss, Mikey Craig, Phil Pickett, Roy Hay

話を向けた。そのとたん、祥子さんのトイプードルのカズ君（亀梨和也さんの和をとって名づけたそうだ）がおもいっきり飛びついてきたので録画を中止した。犬のカズ君に「撮影はもういいでしょ」と言われた気がしたからだった。

モルヒネを拒否する

契約社員として事務の仕事をしていた祥子さんに子宮頸がんが見つかったのは、二〇〇四年のことだった。がん研有明病院に通院し、放射線などの化学治療を受けて一時は回復の兆しがあったという。

そのころ、田辺家には災いが重なった。祥子さんの父親が亡くなったのだ。お母さんは夫の遺産の相続と新築した家の金銭面の処理で大忙しとなり、精神的にも肉体的にもぼろぼろになった。体調不良の原因がわからないままだったお母さんは、たまたま知人の伝手で紹介された医師から「パニック障害」と診断された。

そんな母を気遣って、祥子さんは自分の病気については詳しく語らず、一人で車を運転して通院する日々を送った。しかし治療の甲斐なく、がんの進行は止められなかった。発病から九年たって、がんの転移が見つかったのである。このとき祥子さんはとても悔しがったと、お母さんは私に教えてくれた。子宮頸がんは一〇年を越えればそれなりに克服が期待されるといわれているからだ。あと残り数か月のところだった。祥子さんが髪を金色に染めたのも、そのころだったという。

その後、転移はリンパ節に及んだため、がんは祥子さんのほぼ全身を侵し始める。二〇一七年一〇月に十二指腸から出血し、がん研有明病院に入院。輸血で窮地をしのいだ。やがて容態が落ち着いたため、現状の在宅療養に切り替えたのだった。祥子さんの詳しい病歴を聞いて、胸が痛んだ。十数年もの長い間、病魔と闘い続けているのだ。完治への希望が打ち砕かれたとき、その悔しさは言い尽くせないほどだったに違いない。

彼女は失望を抱える一方で、老いていく母親が自分の看病をしなければならないことに自責の念を感じている。そうしたわだかまりもあって、ときにはいらいらが爆発してしまうのだろう。

容態が安定していたので、堀越先生が三回目の診療に訪れたのは前回から一週間後となった。笑顔を期待していたのだが、この日は違った。部屋に入ると、祥子さんはベッドの中でうずくまっていた。伏したまま、ひどい吐き気を訴えていた。お母さんは心配そうにただ娘を見つめている。その横には、弟さん夫婦が立っていた。

堀越先生はベッドサイドに座り込み、うずくまる祥子さんに顔を近づけて問診した。

「祥子さん、診察させてくれる？　薬は、どこについてるの？」

先生は、布団の中に入れてある瓶を点検し始めた。中身は痛み止めの「モルヒネ」だ。瓶から伸びたチューブの先に針がついていて、祥子さんの体に刺してある。痛みを感じたときに自分でこの瓶の頭を押すと、一定量の薬が体内に流れ込む仕組みになっている。

しかし、なぜか祥子さんは一度も使用した様子がない。先生は使われた形跡のないモルヒネの瓶を確認すると、何も言わずに元に戻した。他方、前回のひどいむくみはすっかりよくなっていた。先生が一つひとつ、丁寧に祥子さんの体の各部に手を当てて確認していく。「手当て」という言葉があるが、まさにこれが本当の「手当て」なのだと私はこのとき思った。

「喉の痛みはどう？　薬はのめる？」

「気持ち悪い」

「通りにくいというより、気持ち悪さが先行するということね」

祥子さんは、先生の見立てにうなずいた。

「昨日もこんな感じだった？」堀越先生は、お母さんに尋ねた。

代わりに、弟さんの奥さんが答えた。

「一昨日、夕方の六時ごろに寄ったんです。プリンをお土産に買って。そのときはだいぶ二人で話をしてから帰りました」

彼女は、祥子さんの容態のあまりの変化に、信じられないという様子だった。

しかし祥子さんはもらったプリンを口にしなかったらしい。「今はせっかくいい気分なので、何か口にして気分が悪くなってしまうと嫌だからプリンは食べない。お薬だけのむ」と言って服薬だけした。だが、そのあとで気分が悪くなったのだという。

「田辺さん、痛みはないの？」堀越先生が再び尋ねる。

「はい。吐き気だけ」。うずくまっている祥子さんの口から力のない声が漏れた。

「あれ（モルヒネ）を押すくらいだったら薬をのんだほうがいいと、あれが邪魔でしょうがないと言うんです」

話を聞いて、先生は驚いたように顔を見上げた。

「おお、邪魔でしょうがない?!」

「なんか、トイレに行くときに、そのままぶら下げて行かないとだめだからって。私がモルヒネの瓶を持って後ろからついて行くんです」

祥子さんはモルヒネを使わないばかりか、その必要性まで否定している。それよりも、なんとか薬をのんでしのごうとしていた。一三年間もがんと付き合ってきた祥子さん。モルヒネを使用し始めるということにどことなく抵抗があるのかもしれない。

「喉を通りさえすれば薬をのんだほうがいいと、これまで大きい薬は半分にしてのんでいました」

しかし祥子さんの体は、次第に薬すら受け付けなくなっていた。すでに、処方されている薬を全部のむことはできなくなってしまったという。食べていないから便秘薬や下剤は飲まないなど、自分で薬を選択して最小限にしているらしい。

お母さんが薬や水を勧めると、「うるさい！」と怒り出す。祥子さん自身も、自分の症状に苛立ちを感じているのだろう。

「祥子さん、喉が渇く？」

「うん、口の中がにちゃにちゃする。だけど水を飲むと気持ち悪くなる」

返事を聞いて、先生は視線を遠くに向けるようにして考えこんでいる。ほどなくして、静かに祥子さんに話しかけた。

「口から水分をとると気持ち悪くなるから、のみ薬をやめて点滴にするのはどうかなあ。点滴を一日一本入れれば、それほど水分をとらなくても安心できるし。吐き気を楽にする薬も、のみ薬でないほうが……。ちょっと試してみましょうか」

布団の中にうずくまっている祥子さんが、大きくうなずくのがわかった。祥子さんの了解を得た堀越先生は「今持って来ていないので、出直して来ますね」と声をかけた。ふつう、医師が一人の患者のために「出直す」だろうか。目にしたことのない光景だった。

「吐き気が止まるなら、体に入ってほしいものをどういう形で取り込んでもいいからね。無理に内服薬をのまなくてもいい」

先生は祥子さんのつらさを取り除こうと必死だった。話す気力のない祥子さんに代わって、お母さんは「すっきりしているときは、おしゃべりするんです」と恐縮していた。

「田辺さん、また伺いますよ」と言って、先生は部屋を出て車に乗り込んだ。

苦痛との闘い

慌てて先生を追いかけて乗り込んだ車中で、私は祥子さんを苦しめている吐き気の原因を聞いた。

「がんが十二指腸に顔を出していて、そこを圧迫している。だから何かが胃に入ると吐き気がするんじゃないかな。症状を取り除いてあげないとかわいそうだ」

病院に到着すると、先生は薬剤師に電話をかけたり薬のことを調べたりしながら、祥子さんにとって最良の手段を探っていった。私はカメラを回しながら、その姿に医師という仕事の重みと、重圧を引き受ける責任感をひしと感じていた。こんなときは決して言葉をかけてはいけない。

一五分後、先生は看護師の藤吉さんに指示を与え、持っていく薬や荷物の準備に取りかかった。準備が済むと、用意された鞄を携えて駐車場に停めてある車のほうへと足早に歩き始めた。そのあとを藤吉さんが大きな袋を抱えて小走りについて行く。私は歩きながら先生に問いかけた。

「薬は決まったんですか」

先生はひと言、「ご本人と相談しながらね」とだけ答えた。患者の意思や尊厳を第一に考える姿勢は、大先輩でもある小堀先生から現場で学んだことなのだろう。田辺家に戻る車中、先生は具体的に投薬の方針を説明してくれた。

「注射を打つと一回で吐き気はなくなる。点滴を入れると長く効いている。体を楽にするのが目的だから、彼女がどういうスタイルを望むかで、処方する薬の選び方も変わるんですよ」

玄関を上がり部屋に入ると、先生は早速、祥子さんの希望を聞いた。一刻も早く吐き気の苦しみから解放されたい祥子さんは、注射を選んだ。それで当面の吐き気を抑えれば、同じ効果を期待できる薬をのむことができると先生は踏んだ。

注射を打ったこの時点でも、祥子さんは痛み止めのモルヒネを一切使っていなかった。

「今、瓶の中に痛み止めが四日分残っているけど、一回も使っていないから取り換えるのは明日でいいでしょう」

モルヒネの量を確認した堀越先生は、静かにお母さんに伝えると、症状が落ち着いてきた祥子さんの様子を確認して車に戻った。

祥子さんの次の訪問診療は、三日後の一一月二七日となった。この日も祥子さんは布団の中にうずくまっていた。先生は苦しそうな様子の祥子さんに顔を近づけて「どんな感じで苦しいの？」と尋ねた。

「息ができない。動くとハアハアしちゃう」

血圧や体温に異常はみられないが、体を動かすと酸素が足りなくなるようだ。「トイレとか行くのが嫌になる」と、か細い声で訴えた。

息が苦しくなった際、ゆっくり息を吸って吐くという。この動作を続けると落ち着いてくるそうだ。呼吸がしにくくなるとどうしても不安にかられ、そのことでさらに息が苦しくなってしまうらしい。

先生には、一つ気になることがあった。

「ポンプの赤ボタン、押してみた？」

「一回やった」。さすがの祥子さんもモルヒネのボタンを押したらしい。

「それで、どうだった」

「う〜ん、なんだかよくわからない」

期待外れの答えだった。先生は祥子さんの返事に一瞬、苦笑いして見せたが、すぐに真顔になり強い口調で言った。

「痛み止めは続けたほうがいいですよ。ないとしんどくなる。お薬は頑張ってのんでいただくほうがいいけど、のめなければ点滴で入れればいいから」

これから祥子さんを襲ってくるだろう痛みに備えて、少しでも負担が軽くなるように、先生は彼女にモルヒネをもっと有効に使ってほしかったのだろう。「朝一回だけだともたないから、おなかにつけている薬は続けたほうがいいですよ」と繰り返し伝えていた。

帰りの車中、先生は在宅で使える酸素吸入器を手配してほしいと病院に電話をした。祥子さんのがんはすでに肺にまで達し、呼吸を妨げ始めているのだ。

堀越先生は携帯電話を握り直してこう言った。「できれば、今晩中に入れてほしいんだ」

先生が服薬をそれほど重視しなかったのは、もう祥子さんの症状が薬で改善できるものではないからだろう。そのことは、何となく私にもわかった。

次の訪問診療は四日後の一二月一日と決まった。すでに週に一回の診療では足りなくなっていた。できるだけ痛みを緩和し、残された時間を安らかに過ごしてもらうため、薬や栄養、水分のコントロールが必要になる。加えて、祥子さんの容態もめまぐるしく変化する。だからおのずと診療の回数が増えてくるのだ。

しかしこの時期、堀越先生はどうしても出張に出かけなければならなかった。そこで次回は、代わりに小堀先生が行くこととなった。

小堀先生の診療

祥子さんが退院してから五回目となる訪問診療の日。外は寒いが、すっきりとした快晴だった。小堀先生は、朝からめずらしくカルテを丹念に読み込んでいた。

「これは大変だ。若いし。そもそもなぜがん研から自宅療養に変えたんだろう。そこを聞いてみましょう」

先生は、母親がパニック障害を持っていることも堀越先生から聞いていた。

看護師の久保田さんが先生に話しかける。

「先生、田辺さんのお宅には犬が二匹いますけど大丈夫ですか。つないでおいてもらいましょうか」

小堀先生は犬が苦手だ。先生の嫌いなものは「犬、鶏肉、騒いでいる子供」である。取材が始まったところ、看護師たちが私に前情報として教えてくれた。

「大丈夫だよ、私だって子供じゃないんだから。でも、その犬、大きいの？」

先生と久保田さんのやり取りを聞いて、思わず笑ってしまった。生真面目で実直な堀越先生とは少し趣が違って、小堀先生には、しばしば笑わされることがある。

この日は小堀先生の運転する車で祥子さんの家に向かった。庭を通って玄関に到着すると、案の定、二匹の犬が吠えて駆け寄ってきた。

先生は一瞬身をすくめたが、その瞬間ガラリと玄関の戸が開いて、お母さんがお辞儀をした。先生は何事もなかったように姿勢を正して言った。

「堀ノ内病院の小堀です。出張で遠くに出かけた堀越先生の代わりでやってまいりました」

その声に反応したのか、突然、犬が家の中に入ってきた。

「これって、さっき外で吠えていたヒトでしょ。嚙《か》みつきませんよね」

思わず本音が飛び出した。先生の言葉に玄関が笑いで包まれ、一気にその場の空気が和やかになった。先生は家に入るとぐるりと見回しながら、まるで建築家ばりの言葉で家を褒めた。

「立派な日本家屋だなあ。この戸の建て付けなんか、とてもしっかりしている」

「古い家だけど、リフォームしたんですよ」と、うれしそうにお母さんが答える。

祥子さんの部屋に入ると、彼女は介護ベッドを起こし半身起き上がっていた。

「おはようございます、はじめまして。堀越先生の代理でね。堀越先生、なんか遠くに行っちゃったものだから」

祥子さんの鼻には堀越先生が手配した酸素吸入器のチューブが入っていたが、顔色もよく、前回とは見違えるほど調子がよさそうに見えた。小堀先生は、彼女にどんな言葉をかけるのだろう。私は気になっていた。先生が初めに投げかけたのは、病気とはまったく関係のないことだった。

「ずいぶんタイプのちがう犬なんですね、二匹は」

「日本犬とフランス犬です。詳しくいうと柴犬とトイプードル」。祥子さんは笑いながら答えた。

喜んで犬の話をしている娘を見ながら、お母さんもうれしそうだ。その姿を見て、小堀先生が語りかける。

「初めてお目にかかるのでカルテを読んできたんですけど、堀越先生の処方というのは、なかなか行き届いていてね。先生の処方のとおりにしていれば平穏な日々が過ごせるようになっている。あらゆることが考えられているんです」

さらに、こんなことも口にした。

「お母さまが疲れているかもしれないと思っていたのですが、あまり疲弊してないね」

「いや、そんなことはないと思います。疲弊しています。格好つけてるだけだから。人前でいい顔しがちなんです」。祥子さんが答えた。

お母さんも応戦する。「そうです。自分（祥子）もそう、親子だから」

やり取りを聞いて、先生が事態を収める言葉を口にしたと思ったら、ふいに祥子さんがつぶやいた。

「年齢的に逆だったらいいんですけどね」

「逆だったらいい」は、受け取り方によってはきつく聞こえる表現かもしれない。しかし私には、祥子さんのお母さんに対する思いやりと申しわけなさの意思表示に聞こえた。

「まあ、いろんなケースがあるから、すべて思うようには、なかなかね。こういうことになったら、今の状況のなかでベストを尽くしていきましょう」

先生が二人を元気付けるように言葉を投げかけた。同時に、訪問前に抱いていた疑問への答えを見つけたようだった。

「有明のがん研からここに移った理由が、お宅に伺ってみてわかりました。ここは静かで環境がいいですね。なんたって自分の家だと匂いがちがう。自分の家の匂いは気持ちが落ち着きますからね」

だが、祥子さんの答えは意外なものだった。退院して家に帰ってきてから、むしろ具合が悪くなったのだと訴えた。病院で調子がよくなったから退院して帰ってきたのに、自宅療養が始まってから酸素吸入器が欠かせなくなったことに戸惑っているのだ。祥子さんは、鼻に装着しているチューブを悲しそうに指でつまんだ。

「そりゃあ、病気の進行具合だから」。訴えを聞いた先生が、さりげなく答える。

実は、祥子さんは一昨日、洗面器いっぱいに嘔吐したらしい。吐いた物が黒ずんでいたことから、前回同様に十二指腸から出血しているのだろうと自己診断していた。気がかりだったが、また再入院して輸血をすれば調子が戻るだろうし、その間、母親を自分の看病から解放してあげられるのではないかとも考えた。

お母さんも、祥子さんの意見に同調するように訴えた。

だが、ひととおり診察した小堀先生の見立てでは、貧血の症状は出ていない。

「退院したら、じりじりと悪くなっていくみたいな感じがして」

先生は、お母さんのほうにすっと向き直って、少し声を落として語り始めた。ベッドにいる祥子さんは、看護師の久保田さんと話をしている。

「そりゃあ、少しずつ悪くなりますよ。そういう病気なんですから。この場合、ご本人がつらくならないように対処することがすべてです。仮に十二指腸からの出血だとしたら輸血をすれば気分がよくなるけれど、そうでなければ、入院してもあまりいいことはないと思います。病院は病気を治すためのところだけど、娘さんの病気はよくなるものではないですから。どうやったら最期に苦しまずにすむか。そういう話です。だからお母様も、それだけを気にかけておられたらいい。つらくなったり苦しくなったりしないように、ということをね」

祥子さんは、先生の話を聞いていただろうか。

話し終えると、先生は次に祥子さんのほうを向いて話し始めた。

「お宅に戻りたかったお気持ちはわかりました。多少、母上に負担をかけることがあるけれど、できるだけ皆で負担を軽くしながら、病院に入ったりしないようにするのが……」

　ここまで話しかけたところで、祥子さんが口を開いた。

「できれば、そうなんです」

　その気持ちを受け止めるように、先生は祥子さんの目をしっかりと見つめながら「何かあったら、我々が来ますからね」と声をかけて立ち上がった。

　祥子さんは、手にしたタオルでそっと目頭を押さえていた。

　残された「命の時間」を意識してほしいと、小堀先生はあえて伝えたのだった。見送りに玄関先まで出てきたお母さんが先生に告げた。

「がん研には一度しか行ったことがなく、主治医の先生とも話したことはありませんでした。弟夫婦が気を遣ってすべてやっていてくれて。でも、そばにいたので、何となくわかっていました」

　先生は一つうなずくと、玄関のドアをさっと開けた。冬の澄んだ空気を通して、明るい陽射しが差し込む。そのなかを、犬に吠えられながら小堀先生は帰っていった。

アクシデント

　小堀先生の訪問診療から一週間後の一二月八日。

　出張から戻った堀越先生は、気になっていた祥子さんの家に向かった。庭先のいつもの場所に車を停めて玄関まで歩いていくと、お母さんの元気な声がした。

「おはようございます！」

このころには、挨拶の声のトーンが祥子さんの体調を表していることに私は気付いていた。部屋に入ると、祥子さんはベッドから半身を起こし調子よさそうにしている。顔に若干のむくみが出ているが、息苦しさや吐き気、痛みは感じないという。

先生が確認するように尋ねる。「痛み止めは使ってる？」

「吐き気がしそうなときにボタンを押しています。そうすると落ち着きます」

祥子さんは、堀越先生が勧めたとおりモルヒネを使用していた。そして笑顔でこう付け加えた。

「今週、お風呂に入れたんです、久々に」

先生が「おお！」と感嘆の声を上げる。診察を終えて車に戻った先生は、改めて「よかった」と言った。


一緒に病院に戻ってから、久しぶりに診察した祥子さんとお母さんの印象を堀越先生に聞いてみた。

「命の終わりが近づいているということが、はっきりしてきたと思います。一週間以上間があいてお会いしたわけですが、以前と違って穏やかさが出ているというか……。そういうことがわかってきたのでしょうか、ある種の気持ちの落ち着きというか、穏やかさが前面に滲み出てきたのかなと思います。お母さんはどこか不安そうではあるけれど、でもお母さんは娘が死んでも生きていくわけだから。不安を抱えながらも、二四時間すぐ近くで一緒に過ごせる。同じ時間を、同じ瞬間を感じられる。そういうことが尊重される状況はとても大事だと僕は思います」

このとき先生は、母娘ともすでに最期のときを感じていると思うから、改めて自分から告知をしなくてもいいのではないかと判断している、と語ってくれた。

残された時間を意識して有意義に過ごしてほしいと、言葉を選びながらも最期に向かいつつあることを知らせ、死と向き合うことを促す小堀先生。一方、患者が死を感じ取っていることを大切にし、それ以上はよほどの理由がない限り自ら立ち入ることはしない堀越先生。

しかし二人の医師が目指しているのは、患者に痛みや苦しみのない穏やかな最期を迎えてもらうこと。そこに違いはない。

しばらく続いた祥子さんの穏やかな時間は、あるアクシデントで断ち切れた。

一二月一一日の朝、訪問診療チームの電話がけたたましく鳴り、田辺さん宅から緊急往診の依頼が入った。どうやら祥子さんが激しい腹痛を訴えているらしい。

堀越先生とこの日の担当看護師である藤吉さんが急いで準備をし、廊下を抜けて車へ走った。私も慌てて同乗した。田辺家に到着すると、先に到着していた訪問看護師が飛び出してきた。

「先生、皮下注射が抜けていたんです！　いつから抜けていたのかわかりません」

モルヒネを注入する針が抜けてしまっていたのだ。祥子さんはベッドの柵をつかんで「痛い、痛い」と青白くなった顔を歪め、とても苦しそうだ。ときどき痙攣すらしている。お母さんはただただベッドの横を右往左往し、心配そうに娘の顔を見つめていた。

先生は祥子さんの手をとって「ごめんなさいね」と謝った。誰の非でもないが、ふいに口をついて出たのだろう。続けて「大丈夫、すぐ痛み止めの注射を打つからね」と声をかけて処置を始めた。

針はすでに、先に到着していた訪問看護師によって付け直されていたが、薬が効くまでには時間がかかる。一刻も早く祥子さんの苦痛を取り除くために速効性のある痛み止めの注射を打った。さらに先生は、時間をおいて二本目の注射も打った。

診療後、この日は先生の指示で、藤吉さんと入れ替わりに病院から久保田さんが駆けつけ、しばらく付き添って様子を見ることになった。久保田さんはずっと背中をさすりながら祥子さんに声をかけている。

「患者さんが不安なときって、そのままにしてはだめなんですよ。落ち着くまで大丈夫ですよって、声がけするのが大事なんです。お母さんは疲れていると思うし」

その後、氷を口に含ませて水分をとらせたり、冷たくなった脚に湯たんぽを当てて温めたりする作業をこなしていく。私もカメラを置いて手伝った。先生の処置と久保田さんの付き添いで徐々に祥子さんは落ち着きを取り戻し、一時間後には話せるほどになった。

久保田さんは、状態がよくなったら、なるべく水分をとって柔らかいものを食べて栄養をつけておくように話した。そして、痛みに苛《さいな》まれて疲れ果てている祥子さんを休ませるため、久保田さんと私は病院に戻ることにした。帰り際、祥子さんは私にも「ありがとうございました」と言ってくれた。

病院に戻るとすでに夕方の五時近くになっていたが、堀越先生は別の患者の診療に出かけていた。診療から戻った先生が帰宅の途についたのは八時近くだったろうか。先生が帰り支度を始める前に、祥子さんのアクシデントについて尋ねてみた。

「不意の事故みたいなものだった。かわいそうだったけど、在宅医療の怖いところだとも思います」

確かに、スタッフの目が行き届いている病院であれば、このようなことにはならなかったかもしれない。在宅医療にはこうしたトラブルが起こり得る。決してすべてがバラ色ではないのだ。しかし、だからといって問題ばかりというわけではない。物事にはプラス、マイナス両面がある。私が見てきた現場に限っても、在宅医療によって得られることは小さくないように思える。この日は、そんなことを考えながらカメラを置いた。

一進一退

四日後の一二月一五日。訪問診療の金曜日となった。

玄関で私たちを迎えてくれたお母さんの声は、明るかった。祥子さんは顔が一回り小さくなって、なんだかずいぶん痩せたように見えるけど、すっきりした様子だ。

「食べないほうが、調子がいいんです」

もうほとんど食べ物はとっていないようだ。ただ、薬だけはなるべくのむようにしているという。

「内服薬をのむときは気持ち悪くなるから痛み止めを打ってます」

このころになると祥子さんはモルヒネを頻繁に使うようになっていた。堀越先生は、薬をのむのがつらかったら無理してのまなくてもいいと彼女に告げた。先生がカルテに何かを記入していると、珍しく祥子さんが私に話しかけてきた。

「このアロマオイルいただいたんだけど、とってもいいのよ」

昨日、友人たちが見舞いにきてくれて、化粧品をプレゼントされたという。よほどうれしかったのだろう。祥子さんはおしゃれが好きなのに、もう長いあいだ寝間着姿でおしゃれをする機会がない。そんなときに、肌がすべすべになるアロマオイルは祥子さんの心を明るくしたのだった。私はなんとか気の利いた返事をしなくてはと思い、口を開いた。

「いいオイルみたいですねえ。お高そう！」よりにもよって、なぜ値段のことなんか言ってしまったのか。今でも後悔している。でも、祥子さんはとても優しい笑顔を返してくれた。

この日の診察はスムーズだった。病院へ戻ってから、先生に祥子さんの状態について聞いてみた。

「今日は穏やかだった。幸いにもあまり苦痛はないようです。でも確実に全身の状態は下がっている。つらい時間を乗り越えられるように、あらゆる準備をしておかないと、と思っています」

これからがターミナルケアの正念場だ。そんなふうに私には聞こえた。

祥子さんの在宅医療で、堀越先生のチームと同様に大事な役割を務めているのが訪問看護師だ。訪問看護師は、先生の診療がない間、痛み止めの薬の補充をはじめ、医療行為から洗髪など身の回りの介護まで広い範囲のケアを担当している。

堀ノ内病院の居宅介護支援事業所である「あおぞら」のケアマネによってアレンジされた祥子さん担当の訪問看護師は、友木乃里子《ともきのりこ》さん。かつて小堀先生ともタッグを組んで在宅医療の現場を回っていたベテランの看護師だ。とても明るく、てきぱきと物事を進めていく。祥子さんのお母さんは、友木さんのことを「身内みたい」と言うほど頼りにしていた。

堀越先生が診察した翌日の一二月一六日、友木さんがやって来るというので、田辺家を訪ねた。

自宅療養を始めてすでに一か月が過ぎていた。祥子さんの体力の低下が顕著になってきたこの時期、友木さんはほとんど毎日のように顔を出すようになっていた。

友木さんはこの日、祥子さんのトイレ歩行の練習を目的にやって来たのだが、肝心の祥子さんは腹痛を訴えてぐったりしていた。昨日まではベッド脇のポータブルトイレで用を足せていたのに、この日はベッドを下りてポータブルトイレまで移動することすらできないようだ。

友木さんは当座の対応として、おむつに切り替えた。しかし、祥子さんがおむつに慣れていないため、尿が出ない。

そこで、友木さんは祥子さんにカテーテルをつけることを勧めた。祥子さんが了解し、早速取り付けると、今までがまんしていた尿が一気に一袋分出た。

「若いと、どうしてもがまんしてしまうんだよね」。これまで、高齢者に限らず幅広い年齢層の患者を担当してきた友木さんは、祥子さんの気持ちがわかるようだった。

祥子さんが寝ている部屋に布団が畳まれていた。どうやら、お母さんは祥子さんのベッドの横で寝ているようだ。これまでここに布団はなかった。尋ねてみると、祥子さんが自分を呼ぶ声が小さくなってきて聞き取りにくいため、すぐ近くで寝るようにしたのだと言う。声が出ないときは、祥子さんは笛を吹くらしい。

その話を聞いていた友木さんは、お母さんに睡眠をとれているかどうかを尋ねた。

「眠れなくてずっと安定剤をのんでたけど、頭がおかしくなってきてやめました。昼間、気付いたら寝てることもある。ご飯を食べながら頭を落としちゃうこともあります」

苦笑い半分に、そう答えた。介護疲れがピークに達しているようだ。そんな会話をしている最中も、祥子さんは腹痛で苦しそうだった。

「祥子さん、痛みの最高が一〇だとすると、今は一〇分のいくつくらい？」

「一〇分の一〇。痛いし、気持ちが悪い」

祥子さんが顔を歪めながら、そう答える。見かねた友木さんは、痛み止めの注射を打つ許可をとるために、堀越先生へ電話をかけた。許可はすぐに下りた。しばらくたつと祥子さんの症状は落ち着き、眠りに入っていった。

祥子さんが眠ったのを確認し、友木さんはお母さんに真剣な表情で話し始めた。

「モルヒネの入れ方、お母さんにも教えておくわね」

もはや、祥子さんは自分で痛み止めの瓶のボタンを押すことができない状態なのだ。夜間などに激痛が襲ってきた場合、頼りになるのはお母さんだけだ。それを見越して、友木さんはモルヒネのボタンの押し方を教えることにしたのだ。

「瓶の中に風船のような部分があるでしょ。それが下にいくまで力強くギューッと押すのよ。でも、一度押したあとは、三〇分間は押せないようになっていますからね」

そう説明して瓶を渡すと、ためしにやってみるよう促した。初めは恐る恐る押していたが、友木さんの「もっと強く！」という声に我に返ったように力いっぱい押した。そこにはもう不安にかられておろおろする母の姿はなかった。

友木さんは帰りがけに「好きなワンちゃんにかこまれて、なるべく痛みのない生活を送ってほしいの」とだけ言い置いて、足早に次の患者のところへと向かった。

意識のギャップ

その二日後、祥子さんの弟さんから病院に連絡があった。祥子さんを再びがん研有明病院に入院させたいと言うのだ。友木さん経由でその知らせを聞いた堀越先生は「今、がん研に行ってもメリットはない。それより患者を動かすことのほうが危険だ」と答えていた。

どうやら電話の向こうの友木さんも同感らしい。そこで、堀越先生が午後に訪問診療に行った際、直接弟さんに会って説得するということになった。私も診療に同行することにした。

この日も祥子さんは眠っていた。血圧も低く、少し熱があるようだ。

「なんか疲れているみたい。話しかけないでって言われるんです」と、お母さんがつぶやいた。

先生は弟さんと話すつもりでいたが、肝心の弟さんの姿が見えない。代わりにお母さんに、今がん研に行く必要はないということだけを伝えると、返答は意外にもきっぱりしていた。

「私も、祥子は行けないと息子に言いました。様子を見れば無理なのは私にもわかります」

どうやら、母親から様子を聞いて弟さんは祥子さんをがん研に連れていくことを諦めたらしい。弱々しかったお母さんが変わり始めたのを、私は感じた。

堀越先生が帰ったあと、お母さんはそっと私に教えてくれた。

「訪問看護師さんから、もうだいぶ終盤にきているからって言われたの。はっきりとそういう言葉で説明してくれたわけではないけど、こっちにはそう受け取れるようにね。それに、ずっと一緒にいて見ていればわかるから」

悲しそうな表情をしていたが、口調はとても落ち着いていた。

病院に戻って、堀越先生とこの日の一件について少し話をした。そこで先生が興味深いことを語ってくれた。在宅療養における家族同士の距離感の話だ。

病院に入院している場合、さまざまなことを病院が先導的に決めるから家族間に考え方の不一致は生じにくい。ところが在宅療養の場合、患者と一緒に住んでいる家族とそうでない家族の間で、往々にして考え方がずれることがある。

田辺家でも同様だった。祥子さんと二四時間一緒にいるお母さんは、もう残りの時間がわずかだということを感覚的に理解していたのだ。お母さんは自分の意見を強く主張する人ではないけれど、娘の近くにいることの意味は大きいと先生は読んでいた。

そういえば、最近弟さんが祥子さんの家にやってきた際に友木さんに訴えていたのが、「姉が食べていないので、栄養がとれていない」ということだった。友木さんは、今はもう栄養を考えている時期ではないということを伝えたうえで、時々、泊まってあげてほしいと頼んでいた。

そばにいるからこそ、わかることがある。在宅療養においては、長い時間を一緒に過ごすなかで受け取る感覚が、患者にとっても介護者にとっても大切な意味をもつ。そのことを今回の一件で教えられたような気がした。

翌日も、私は祥子さんの家に行った。

すでに祥子さんは、話せないほど衰弱が激しかった。喉が渇くのか、舌を出したり引っ込めたりの動作を繰り返していた。とは言え、水をあげても飲み込むことができない。

口中を潤すために、いちど口に含んだ水を寝たまま吐き出せる介護用のうがい受け皿がほしい。祥子さんを置いて外出できないお母さんに代わって、私がそれを買いに行くことを申し出た。なんとか二人の役に立ちたかった。

介護用品を扱っていそうな薬局の場所を看護師に電話で確認し、借りていた自転車をこいで飛び出した。途中で道に迷ってしまい、うがい受け皿一つを買うのに三時間近くもかかってしまった。戻って来たのは、あたりが暗くなったころだった。

時間がかかってしまったことを詫びると、お母さんは笑いながら「ありがとう」と言ってくれた。一二月の寒空の下、自転車で駆け回ったあの時間は、私の記憶に刻まれた。いつもカメラを向けさせてもらっていることへの、せめてもの贖罪《しょくざい》でもあったからだ。

旅立ち

世間が年の瀬の喧騒に包まれ始めた一二月二〇日。田辺家は静寂に包まれていた。

「喉渇いた？　お水でいいの？　温かいのにする？」

お母さんの呼びかけに、祥子さんは一回まばたきをして答える。夕方の木漏れ日がベッドサイドから母と娘を照らしていた。とても静かで穏やかな時間。

「赤ちゃんに戻っちゃったみたいね」

お母さんは祥子さんの髪をゆっくりと撫でながら言った。ふと目をやると、モルヒネを打った時間をメモした紙が置かれている。娘を痛みから解放するため、お母さんが深夜に何回も起きて処置をしていた証しだ。もうすぐ、祥子さんの命の炎が消える。


翌早朝六時半、堀越先生から電話が入った。祥子さんが旅立ったという連絡だった。

病院の女子寮に仮住まいしていた私は、隣町に住む先生より先に田辺家に着いた。そこで、先生が来るのを外でしばらく待った。朝もやのなか、見慣れた景色がいつもと違って見えた。しばらくすると先生の自家用車が見えた。

先生は私の顔を見ると、「おはようございます」と言った。

堀越先生の顔を見た途端、涙が溢れてとまらなくなってしまった。中に入ると、友木さんが先に着いていた。「お母さん、二階にいるから呼んできますね」と言って部屋から出ていった友木さんの背中を見やり、堀越先生と私は、祥子さんの寝ているベッドに近づいた。そこには、病から解放された祥子さんが眠っていた。

堀越先生は祥子さんの顔に手を当てて、小さくうなずいた。

「すみません、長いことお世話になりました」。そう言いながらお母さんが部屋に入ってきた。

先生は、その小さな背中をさすりながら言った。

「お母さん、よく最期までそばにいてくれました」

「最期は、痛いとか言わなかったから。静かでした」

二人は祥子さんを見つめながら、ぽつりぽつりと言葉を交わす。

「私が頼りにならないと思っていたから、自分がしっかりしなくっちゃと」

「でも、本当のところではお母さんがいてくれて、祥子さん甘えていたよね。だから、おうちで頑張れたんじゃない？　お母さんがそばにいてくれたからね。本当に長い間、お疲れさまでしたね」

回復の兆しが見えないなか、それでもいつも気丈にふるまっていた祥子さん。でもいちばん心配していたのは、自分のことよりも母親のことだった。本来ならパニック障害をもつ母親を自分が看病する立場なのに、と思っていたのだろう。

だから精神的な負担をかけまいと、病気のことでも何でも一人でこなしてきた。でも、最期はすっかり赤子のようになって、素直にお母さんに身を任せて旅立っていった。


祥子さんが亡くなって一年半が過ぎ、私は折に触れ一人になったお母さんを訪ねることにしている。最初は、あの大きな家で一人で過ごしている状況が気がかりだった。だけど、それは取り越し苦労だった。祥子さんが残していった犬たちが一緒にいるからだ。

お母さんは毎日朝夕、犬を散歩に連れて出る。散歩があるから家に引きこもることもなく、晴れた日は陽光を浴び、雨でも犬と一緒に歩く健康的な日々を送っていた。でも、私が訪ねていくとどうしても祥子さんの思い出話になり、二人で涙を流すことになる。

五二歳という若さでこの世を去った祥子さんとは年齢が近いこともあり、私が祥子さんであったとしても不思議ではないと感じることがある。番組の取材で何人もの方の最期に立ち会わせていただいたが、いちばん身近に感じたのが彼女だった。

お母さんから、祥子さんは最期まで「生きたがっていた」と聞いたときには、胸が裂けるような思いがした。彼女が取材を許してくれたことを深く受け止め、私はこれからの日々を精いっぱい生きていかなければいけないと、仏前に手を合わせるたびに思うのである。

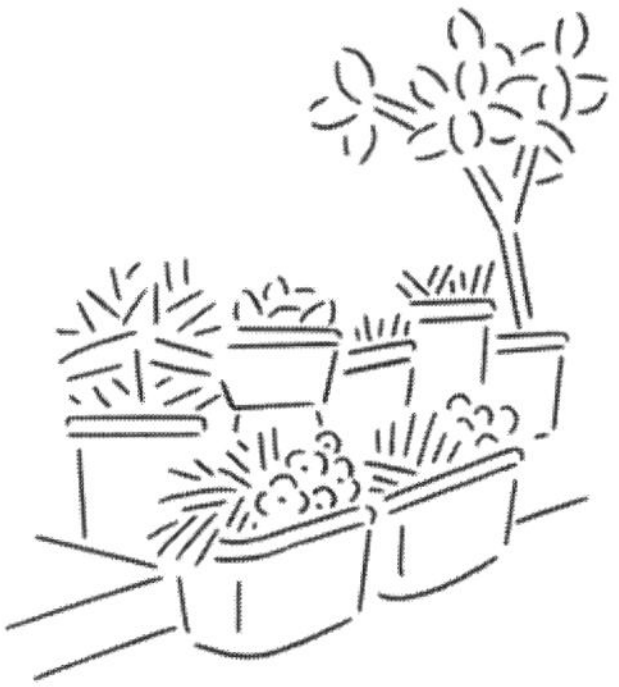

第三章

伴侶を看取る

菅原拓郎さんのケース

84歳の妻が95歳の夫を看取る

他人の助けを借りて

秋も深まった二〇一七年一一月の上旬。この日は、九五歳の胃がんの夫を一〇歳年下の妻が介護している家庭を訪ねた。堀越先生が担当する患者さんだ。

最初のうちは、妻が夫の面倒を一人でみていたらしい。文字どおりの老々介護だ。だが最近ではショートステイのみならず、自分のペースで大勢の人を巻き込みながら、夫の介護をうまく切り盛りしているという。私は、いったいどのようにしているのかを知りたくて、先生のあとに続いた。

到着したのは、まるで連続テレビ小説に出てくるようなレトロな商店が並ぶ一角に建つ家だった。玄関前には、赤や黄色のきれいなベゴニアやパンジーの鉢植えが並べられている。

ドアを開けると、青いレースのカーテンが一枚掛かっていた。

「おはようございます」。片手でカーテンをかき分けながら入ると、目の前に二坪ほどの三和土《たたき》のスペースが広がっている。左の壁には大きな鏡が掛かり、奥には洗面台のようなものも置かれている。そして、三和土の右に位置する少し広めの部屋（なぜか一段高くなっている）を見ると、この家がかつて何であったかがよくわかった。美容室だ。

さらに大きな鏡が二枚、右の壁に掛かり、その対面にはガラス製のキャビネットが設置され、中にはさみや櫛がいくつか入っている。普通の美容室と大きく違っているのは、鏡の前に椅子ではなく介護ベッドが置かれていることだ。

ベッドには年老いた男性が静かに横になっていた。患者は九五歳と聞いていたが、髪は黒々とし、肌には艶も感じられる。とても大正生まれには見えない。ただ、ひどく痩せていて青白かった。

中から明るい声の女性が現れた。「あら、先生！　失礼しました」。妻の菅原トシエさん（八四歳）だ。夫の拓郎さんは末期の胃がんで、認知症も患っている。先生は拓郎さんに挨拶しながらベッドの横を抜け、台所のある奥の部屋へ入った。かつての施術用スペースと奥の部屋の間の壁は取り去られて、そのまま通り抜けられるようになっている。奥の部屋にもベッドが置かれていた。どうやらそこがトシエさんの寝室となっているようだ。間を隔てる壁がないので拓郎さんの様子がそのままわかる。

先生は用意された椅子にさっと座り、カルテを広げた。すかさず、待ってましたとばかりにトシエさんが口を開き、報告を始めた。

「これ、先生、今日みえたらお話ししましょうと思ってました。最近、突然ベッドから降りようとするんです。スーパーに買い物に行くと言ったり、お風呂がぬるいから石炭や薪を持って来ると言うんです。歩けもしないのに、パジャマのボタンをはずしてどこかに行こうとするんですよ。お薬のせいかなと思いましたが、そんなことないですよね」

先生は、あっさりと「そういうことも、ありますよ」と言った。

「私はすごく不安で、もっとひどいことになったらと思うと不安で。もう自分ではみられないかと思って、そうかと言ってどこも行くとこないしね。独りで悩みました」

先生は「はい」と言ったきり、トシエさんの報告にじっと耳を傾けている。

「これ、先生、今日みえたらお話ししましょうと思ってました」

最近、拓郎さんがポータブルトイレで排便をする際、下半身の力がだいぶ弱くなって大変だ、と言う。役者顔負けの身振り手振りを交えて、どうやって拓郎さんの排便の介助をしているかを説明し始めた。

「まずはベッドの柵につかまらせます。最近はいっぺんには起きられなくなってしまいました。貧血気味なのか、倒れてしまうんです。それがここ二、三日。だから今までより時間かかりますけど、少し休ませながらね。起こすときもベッドを上げて背中を抱え、こんなふうに柵につかまらせて。つかまらせている間にズボンを下ろして、こっちに向きを変えさせて、こうやって、こういう苦労をしています」

「ほう。じゃあ、座ったままでお通じも出る?」

「ちょっと時間かかりますけど、ガスが出るから、お通じだなというのはわかります」

報告から、トシエさんが拓郎さんの状態をよく観察し自分なりに工夫しながら介護をしていることがわかる。また、先生にその苦労を語ることで、トシエさん自身がストレスを発散させているようにも感じる。先生は、少しお芝居じみたジェスチャー交じりの介護報告にじっと耳を傾けながら、うなずいていた。

病院ではなかなか見ることのできない光景が、在宅医療の現場にはある。医師が病状について説明するのではなく、家族の日常の報告を医師が黙って聞く。これも診療の一つの大事な要素であるのかもしれないと、肌で感じたひとときだった。

二人のやり取りを横で聞いていると、拓郎さんのベッドの脇でポータブルトイレの掃除をしていたヘルパーが仕事を済ませてやって来た。先生はそのヘルパーに拓郎さんの様子を尋ねた。最近、拓郎さんは爪で肩のあたりをひっかくらしい。パジャマに血がついていたのをヘルパーが着替えの際に発見し、訪問看護師に爪を短く切ってもらった。

拓郎さんは「要介護五」。一か月当たりに使えるのは三万六〇六五単位で（一単位の額はサービスによって幅があり、新座市では一〇〜一〇・七二円）、現金支給ではない。利用者の負担は利用総額の一割から三割だ。

拓郎さんの場合、ヘルパーは一日二時間、訪問看護は週二日、その他、一か月に一週間ショートステイを利用している。ケアマネが工夫をこらし、介護保険内でぎりぎり賄っている状況だ。それでもトシエさんの日常の介護なしではやっていけない。

ただ、ショートステイを使うことでトシエさんの息抜きの時間も確保されている。それがあるのとないのとでは、不思議と患者の容態にも変化が生じるらしい。さらに、ヘルパーから得る細かな症状の報告は、一か月に二回ほどしか患者を診る機会のない訪問診療医にとって、貴重な情報になる。こうして、さまざまな役割の人が連携することで患者を支えている。介護と医療のこうした連携の仕組みを利用することのメリットは、大きいのだ。

先生に報告を終えたヘルパーが、挨拶のために拓郎さんのベッドに戻った。

「お父さん、帰りますね」。このひと言に、今まで無表情に中空を見つめていた拓郎さんが「ご苦労さまでした」と声に出してお辞儀をした。この日のヘルパーは通い始めて三年になるそうだ。認知症が進んでいても、長い付き合いの人には違った顔を見せる。こうした人間関係が、拓郎さんのような患者に安心感を与えているのは明らかだ。部外者からは見えにくいこのような信頼関係もまた、在宅医療をうまく成立させる大きな要因の一つなのだろう。

診察が終わると、先生はいつも患者さんにするように拓郎さんの肩に手を置いて、「また来ますね」と声をかけた。気付けば、いつの間にかトシエさんが外に出て先生を見送ろうとしている。看護師の藤吉さんと先生は、玄関前の鉢植えに目をやり「きれいに咲いていますね」と声をかけた。

トシエさんが楚々とした笑顔で返す。「お父さんがショートステイから帰ってくる前の日に植えたんですよ。やっぱり季節の花があるとね……」

言い終わると、トシエさんは少し面持ちを変えて私に尋ねてきた。

「この番組の取材って、在宅介護は素晴らしいという内容なの？」

私は「いえ、そうではなくて、ありのままを知りたいのです」と素直に答えた。

するとトシエさんは、思わぬことを口にした。

「在宅介護は誰にも経験させたくないわ。とても大変なのよ。お金があれば施設に入れることも考えたけど、よいところを選ぼうとすれば大金が必要で。そんなことはお父さんの年金ではとても無理だった。だからといって働き盛りの息子たちの世話にはなりたくない。だからしかたないのよ。しかたなく在宅介護をしているの」

もっと話を聞きたかったけれど、この日は時間がなかった。トシエさんに軽く会釈をしながら、私たちは車を出した。

夫婦の歴史

再び菅原さんのお宅を訪れたのは、その二週間後だった。朝九時ごろの到着だったが、トシエさんはお化粧をしていないからと言って、カメラの前に立つのを恥ずかしがった。それでも、胃ろうに入れることになっているのみ薬、栄養剤などの残量が一目でわかるように、机の上に整然と並べられて準備は万全だった。

「NHKさん。お父さんいつもは起きるのが朝五時なんだけど、今日は遅くまで起きなかったから、その間に自分の洗濯とか掃除をしていたらメイクする時間がなかったのよ。いつもはきちんとやっているのに」。トシエさんがいかにも口惜しそうな口調で説明する。

「いつものとおりでけっこうです。皆さん、普段着のままですから。私はいないものと思ってください」。そう言いながら、自分がもし逆の立場だったらトシエさんと同じことを言っていただろう。本当に自分勝手だと思う。でも、ここはそれを承知でお願いするしかない。

だが、気付くとトシエさんは、拓郎さんを診察している先生に「すぐ終わりますので」と声をかけ、三和土の部屋にある鏡の前に座ってお化粧を始めた。背中合わせの部屋では拓郎さんの胃ろう用チューブの交換が始まった。私のカメラは、口紅を塗るトシエさんと、お腹からチューブを抜かれる拓郎さんの姿を行ったり来たりしながら捉えていた。口紅を丁寧に塗り、後れ毛を上げなおすトシエさんの姿はどこか色っぽかった。「これも、夫婦の形なのだ」――お化粧をするトシエさんとベッドに横になる拓郎さんを交互に見ながらそんな感慨を抱き、もっと二人のことを知りたくなった。

トシエさんと拓郎さんは、ともに岩手県の出身だ。

拓郎さんは二〇歳で召集され戦争を経験したが、終戦で引き揚げてきたあと、叔母の世話で東京の電機関係の専門学校に通い始めた。一方、その叔母は戦前、銀座の資生堂に勤めていたが疎開で地元に戻り、東京での経験を生かして小さな美容室を切り盛りしていた。そこに終戦後トシエさんが手伝いに入ってきた。叔母は美容学校で指導もしていて、生徒だったトシエさんに目をつけて、店員として迎え入れたのだろう。中学を出たトシエさんは、初めは進学を希望していたらしい。しかし姉も上の学校を出ていないのにわがままは言えないと、手に職をつける道を選んだという。そしてある日、岩手に叔母を訪ねてきた拓郎さんは、店にいたトシエさんと出会ったのだった。

やがて国内の経済が安定してきたころ、拓郎さんの叔母は再び東京に行くことを決め、腕のいいトシエさんを連れていくことにした。トシエさんの両親は娘が東京に出ることを心配したが、叔母は両親の説得にも成功。弱冠一八歳で上京したトシエさんは、めきめき腕を上げて店の主任に昇格した。

しかし、女性は結婚して家庭に入るのが普通だった時代。先輩たちの多くがお嫁に行って辞めていくなか、トシエさんも将来を考え始めざるを得なかった。そんなとき拓郎さんの叔母が、自分の甥とトシエさんが結ばれるよう取り持ってくれたのだ。すでに拓郎さんは大手電機メーカーに勤め、安定した収入を得ていた。自分より年上の男性に魅かれていたというトシエさんが、一〇歳近くはなれた同郷の拓郎さんを断る理由はなかった。結婚はトシエさん二三歳、拓郎さん三三歳のときだった。間もなく二人の息子も授かった。

拓郎さんは三人の兄と一人の姉がいる五人兄弟の末っ子だ。家族の皆から可愛がられ甘やかされて育ったためか、わがままな性格だったとトシエさんは言う。その反面とても優しいところがあり、外に出れば「女性にもてて、女房のことなんかすぐ忘れてしまうくらいだったのよ」と笑いながら教えてくれた。

やがてトシエさんは独立し、埼玉県新座市で美容室を開店。店はお客さんにも恵まれて、息子たちを立派に育て上げることができた。今では長男は五〇代で、埼玉県の高校で校長をしているという。ごく普通だが、とても幸せな家庭だ。このまま夫婦で肩を寄せ合い、静かな老いの時間をゆったりと味わうはずだった。

だが、試練が二人を襲った。

拓郎さんが八〇歳になったころから、あらゆる病気に悩まされ始めたのだ。病魔に侵されるたびに重篤な症状に陥り、入退院を繰り返しては、なんとか生還してきた。看護師たちの間で密かに「不死身の菅原さん」と呼ばれるほどだった。

およそ一五年にもわたる闘病生活は、糖尿病と高血圧から始まった。糖尿病に起因する腎機能障害、心不全、認知症、胆管結石など。その後も急性化膿性胆管炎によるショック状態で入院。

そして胆管炎の治療の過程で胃がんが発見された。その時点でがんはかなり進行していたが、二〇一四年の秋に突然倒れ、救急車で堀ノ内病院に運ばれて緊急手術。自宅に戻ったときには胃ろうが取り付けられていたとトシエさんは言う。

以前から延命措置は希望していなかったが、トシエさんの言葉を借りれば「その場の流れで胃ろうになった」。それからずっと在宅療養を続けている。胃ろうを通じて栄養をとりながら、常に何らかの病気を治療している状態だ。いつ何の症状が悪化してもおかしくない状況で、いろいろなことが体の中で起きている。実際、血圧が突然下がったり急に高熱が出たりして救急車で運ばれるということが続いた。だからトシエさんは心配が絶えないはずだと堀越先生は見ている。

体調の変化

化粧を終えて準備ができたトシエさんは、先生と私の前に出てきて言った。

「先生にお話しすることがあります。主人に少し妄想があるんです。昨日五時ごろでしたけど、私がトイレに行ったあとに起きてきて『誰だ』と聞くんです。『私だよ』と言うとわかったみたいでしたけど、急に『おれはどうしたらいいんだ』とか『どこへ行けばいいんだろう』と聞くんです。だから『どこにも行かないのよ、ここが家なんだから。お母さんと二人でずっと一緒にいてね』と言ったんです。ショートステイやデイサービスの行き先と、この家とがごちゃごちゃになっているのだと思います」

そのあとあまり寝ないので、栄養剤を投与したという。だからなのか、この日、拓郎さんは目覚めが遅かった。トシエさんの報告が続く。

「あのね、いつお通じがあっても困らないように、朝も夜も、ヘルパーさんがみえる前にポータブルトイレのバケツ（汚物容器）をきれいに洗っておくんですよ」

しかし最近、ポータブルトイレへ移るとき、拓郎さんはめまいや立ちくらみがするのだという。だからトシエさんは無理に起こさないようにして、ヘルパーが来るまで待つようにした。拓郎さんもポータブルトイレへの移動を面倒がるようになっている。どうやら、ますます足腰に力が入りにくくなっているようだ。

「看護師さんにお話ししたら、それでいいって。だって、立ちくらみがするのに無理したらよくないですものね。ちゃんと夜用のおむつをしてるから、濡れたら濡れたでいいかなと思ってます。今のところは痛みなどがないので助かります」

立て板に水のトシエさんの説明は、さらに続く。

「ショートステイに行ったときは、あちらで記録をつけていますが、血圧の上の数値が一三〇以上だとお風呂に入れてくれません」

先生は、トシエさんの言葉に反応した。「ああそう。それは厳しいね」

「火曜日に行って土曜日に帰ってきますが、帰ってくる前の日と帰る日にお風呂に入れてもらえるんです、本当は。でも、記録にあるのは一回ですね」

トシエさんの説明に、先生は「血圧の上が一三〇以下のときなんて、めったにないんじゃないの」と怪訝《けげん》な様子だ。患者を受け入れる施設は、万が一のことがあったらいけないと慎重なのかもしれない。でも、胃ろうの患者をあずかってくれるデイサービスやショートステイの施設はそう多くないので文句は言えない、とトシエさんは言う。

「大変でございます。おかげさまでぼけそうにないかなって」。トシエさんは明るく笑いながら、おどけてみせた。


先生はカルテに記入を済ませると、拓郎さんの診察を始めた。

「前回からちょうど二週間だけど、ちょっとずつ出血してるんだよね」。厳しそうな顔をして先生がつぶやく。その言葉に、トシエさんは敏感に反応した。

「栄養剤を流し込むときに、お腹にチューブを入れるでしょ。ボコボコっていう音がしながらチューブが上がってくるから、胃や腸に問題があることがわかる。気持ち悪いね。チューブを入れ終わるまでちょっと力がいるの。終わったらビューっと、ブクブクっと栄養剤が戻ってくる」

毎日、胃ろうを通して栄養剤を流し込んでいるからこそ、皮膚感覚で拓郎さんの容態がわかるのだ。

患者の体に毎日触れているから、こういうことを感じ取ることができる。それをトシエさんは医学用語ではなく、自分が感じた音や感覚で先生に伝えていた。

「本人は体を起こすこともつらい。そういう作業は慎重にしたほうがいいかもね」

「あんまり無理して起こしません。起こすのは便を出すときだけ。ベッドの上では私が腰をやられちゃうので、いたしません。いくらベッドの角度を調節しても腰を痛めるから。だから皆さんにも無理しないようにお願いしてます」

「そのほうがいい。朝もヘルパーさんが来るまで待っていたほうがいいんじゃない？」

診察が終わると、先生は拓郎さんの胸に手を置いて声をかける。「菅原さんおだいじに、また来ますよ」。拓郎さんの容態が下降線をたどっていることは、素人の私にもわかった。

病院に戻る車中、先生が言った。

「ちょっと力が落ちてきたね。でも、復活すると前より元気になることもあるんだよ」

「ご自身の生きようという意欲が強いのですか」

「そのあたりは難しい。会話ができないからね。挨拶はするけど、意欲を推し量れるレベルでのやり取りはしたことがないよ。下村さんも何回か行ってるからわかると思うけど、菅原さんは自分から気軽に話せる状態ではないから。でも奥さんとは何か話をしているらしい」

先生は、どんな夫婦にもその夫婦間でしかわからない言葉やサインがあるという。

夫婦間でしか通じないサインや言葉——二人はどんな日常を送っているのだろう。それを知りたくて、私は一人で菅原さんの家を訪ねることにした。

夫婦から母子へ

訪れたのは時ならぬ大雪の日だった。お昼の栄養剤を流し入れるときにいらっしゃいと言われたので、一一時ごろに伺った。

お宅に上がると、机の上には六種類の薬がセットされていた。それらを砕いて水に溶かし、瓶に入れる。夜はこれに睡眠薬も加わり、つくり方も違うそうだ。

この時間は、トシエさんが「トロトロ」と呼ぶ栄養剤をつくる。容器に水を二〇〇㎖入れ、そこに、主要な栄養素やミネラルなどがバランスよく配合されている「エンシュア」と呼ばれる栄養剤を混ぜて点滴パックに詰める。さらに、胃を保護する緑色の薬も用意する。

「薬はどっさりあるから、わからなくならないように記録をつけています」と言ってノートを見せてくれた。

「やらなきゃいけないことがたくさんあるから、ぼけてる暇がないのよ。まあ、ありがたいのかな。でも正直、だんだんしんどくなってきた」

トシエさんにとって、今は何がいちばん大変なのだろう。

「今年になって、この人ポータブルトイレに腰掛けられなくなってきたから大変。ポータブルトイレを使ってくれれば私にもお通じの処理ができるんだけど。でも最近はそれができないから、おむつにしてるの。ヘルパーさんに手伝ってもらってね。パンツと違って介護用の前あき型のおむつは、穿かせなくていいでしょう」

拓郎さんの具合の変化に対応して、うまくやりくりしているのだ。

「大変だったのよ、昨日。寝るとき、夕方五時半ごろにおむつを取り替えようとしたんだけど、起きてくれなかったの。だから初めてベッドの上で交換したのね。ヘルパーさんたちはプロだからいいけれど、私はしんどかった。よくもまあ、一人でできたと思いますよ」。そう言って明るく笑ったが、若くて元気ならまだしも、トシエさんは八四歳だ。その苦労は想像に余りある。ひとしきり話すと、先ほどつくった栄養剤の入った点滴パックを、拓郎さんのベッドサイドに持っていく。

「お父さん、お昼にしますよ」。トシエさんが点滴パックを見せると、拓郎さんは深くうなずく。

点滴パックのS字リングをスタンドのアームにかける。袋につながるチューブを拓郎さんのお腹から出ている胃ろう用のチューブにつなげる。途中のバルブで点滴の落下スピードを正しく調節し、栄養剤を流し入れる。このようにして、およそ一時間かけて全量を流し込むのだ。

トシエさんは作業の開始時刻をすべて記録に残している。何か変化があれば開始から何分後にどうなったかなど、すべてメモをとる。先生や看護師への報告のためだ。メモをしておかないと忘れてしまうからだとトシエさんは付け加えたが、それを励行するのは並大抵のことではないだろう。毎日欠かさずこれを続けているということに、本当に頭が下がる思いがした。

栄養剤を流し込んでいる間、トシエさんは拓郎さんの顔をじっと見ている。見ながら、拓郎さんに向かって話しかける。

「今日は目をあけてくれているわ。目をあけてないと、お母さん寂しいからね。目をあけててね」

ここまでくるのに、トシエさんはとても苦労をした。

「三年前の九月に倒れて、余命は一二月までだと言われた。もう助からない、だめだというのがわかっていたでしょう。だから命が尽きるまでは一生懸命やろうと思って、何でもかんでも死ぬ気で夫の世話を始めたんですよ」

だけど「胃ろう」になって状況が変わった。薬のせいなのか、時々妄想が出たり不可解な行動をとったりするようにもなった。医師や看護師の他に、ケアマネやヘルパーなども加わって人の出入りが増えるなか、休むことなく慣れない在宅介護を続けたためだろう。トシエさんは精神的にも肉体的にもやつれ、一時期「おかしく」なってしまった。

「一時はこの人を殺して自分も死のうかと思ったくらいです。私が先に逝くんじゃないかと思ったほどだったからね。ヘルパーさんたちにも言ったけど、まるで樹海の中をさまよっているような幻覚を見るの。夢じゃないのよ。現実には私がベッドの横にいてお父さんを介護しているのに、頭の中には幻覚が現れて。あら私、樹海の中へ来ちゃっているんだわ、うちへ帰らなくちゃ。私がいなかったらお父さんどうなるかわからない。そんな思いでいっぱいになって、おかしくなっちゃったみたいで」

しかし、出血して病院に何度か緊急入院させられる拓郎さんの姿を見て、トシエさんは奮起した。尿袋のある部屋で、手袋をつけられてベッドにつながれ、何となく拓郎さんが汚《けが》されているように見えたそうだ。

「私が家で面倒をみてやらなければ、この人、死んじゃうんだろうなと思いました」

そしてトシエさんはこんなことを口にした。「今は妻というより〝母親の気持ち〟です。もう一人子供が増えたみたい」

この言葉に、私は衝撃を受けた。妻が夫を介護していくと、やがて夫婦という関係が変容し、母子の関係になるというのだろうか。妻が「母」になる――もとは他人同士である夫婦の結び付きを越えて、もっと深い母子のような関係に変わっていくように感じられる、ということか。

さらにトシエさんはこう付け加えた。「少しでも自分の言葉に受け答えしてくれるから、ありがたいんです。時々私のことを忘れてしまうこともあるけど、忘れるからいいこともあると思う。それでも、いつどうなるのか。不安ではありますけどね」

拓郎さんは一日の大半を眠って過ごすが、目を覚ましているときには、なぜか新聞の折り込み広告をじっと眺めていることが多いという。なかでも食べ物の写真を飽かず眺めている。お節料理の広告や鍋料理、季節の果物。そうした色とりどりの写真を、じっと見つめているそうだ。

そんな拓郎さんの姿に、トシエさんは「どんな思いで見ているのかなあ」とつぶやく。切なすぎる光景だが、それでもトシエさんは拓郎さんが自分のそばにいてくれることに幸せを感じているのだ。

トシエさんは拓郎さんの横でしゃがみ込み、広げた広告を見せながら話しかける。「あら、この絨《じゅう》毯《たん》うちのと同じねえ。ずいぶん昔に買い替えた二階に敷いてあるのと同じよ。覚えている?」その言葉に拓郎さんが「うん」と言ってうなずいた。

頭と頭をくっつけて広告をのぞき込む二人は、文字どおり夫婦でありながら、確かに母子のようにも見える。

外は次第に吹雪となり、トシエさんが玄関先に並べた鉢植えも雪に埋もれ始めていた。

一二月に入って一週目の日曜日に、事件が起きた。いつもと違い、拓郎さんにポータブルトイレで排尿させようとした際、お腹のチューブに異変が生じた。驚いたトシエさんは救急車を呼んで、すぐに堀ノ内病院へ向かった。どうにか事なきを得て、拓郎さんは無事、家に戻ることができた。

その翌週の堀越先生の訪問診療に同行したのだが、トシエさんは先生の顔を見るなり、開口一番、何があったかをジェスチャーを交えて説明し始めた。

「あのときはね、まさかあんなこと……。午後四時過ぎだから、そろそろ準備と思ってポータブルトイレに移動させたの。だけどやっぱりトイレからずり落ちてしまった。今になってみればあんなことやんなきゃよかったなと思うけど、私、必死だったでしょ。ここに管が入ってたのね。おそらくそれで、こうやってお腹を抱きかかえるようにしてベッドに上げて。そしたらなんだかお腹が濡れてる。お腹に入れている管は抜けていなかったのに。でね、見たら丸いものが出ていた。あらーって、もうどきどきして本当に大変でした」

説明し終えたトシエさんは「はあ」とため息をついて座り込んだ。

実は、お腹を抱きかかえてベッドに引き上げた瞬間、チューブの先端がお腹から抜けないようにストッパーの役割をしているバルーンと呼ばれる小さな丸い突起物が、拓郎さんのお腹から抜けてしまったのだ。それを内臓の一部と勘違いしたのか、トシエさんは卒倒するほど驚いた。

慌てて救急車を呼んで病院で処置をしてもらい、ようやくタクシーで自宅に戻ってきたとき、夫をベッドに上げてくれたのはご近所さんたちだったという。

「息子たちは忙しくしているからあてにならないでしょう。いざとなったらご近所さんを頼るしかない。だからご近所付き合いはよくしておかないと、と思っているんです。町内会の活動で高齢者のごみ出しの手伝いとかは率先してやるようにしています。いつも支えてもらっているからね」

日曜日の事件は、トシエさんも骨身にこたえたようだ。

「私、後遺症が出ちゃった。翌々日の火曜日、主人がデイサービスに行っている間に買い物に出かけたんだけど、レジで待っているときに軽い発作が起きたの。めまいと痛みが。しゃきっとしなきゃと思ってレジの列から離れて少しだけ休んで。少し落ち着いてから帰って来ましたけど、三日後くらいに、今度は膝に痛みを感じるようになりました。たぶん病院からの帰りに原因があるの。行きは救急車で向かったからいいけど、帰りは小さなタクシー。まるで赤ん坊を抱えるように膝の上に夫をのせてドアが閉まったとき、バタンと膝に当たった。それが原因だったのだと思います」

九五歳の拓郎さんより若いとはいえ、トシエさんももう八四歳だ。こんな老々介護を、どこまで在宅で続けられるのだろうか。

帰り際、トシエさんのベッドが妙に盛り上がって膨らんでいたので聞いてみた。拓郎さんのパジャマが濡れたとき、すぐに乾いた暖かいパジャマと着替えさせられるように湯たんぽを入れて、ベッドの中で暖めているというのだ。

「赤ちゃんみたいだからね」。笑いながらトシエさんは言った。

最期のとき

拓郎さんの体調は、低空飛行ながらしばらくは落ち着いていた。しかし春を迎えて暖かくなった五月のころから変化が生じ始めた。朝と夕、交代で来ている複数のヘルパーが口をそろえて「お母さん、お父さんのお腹が濡れている」と報告するようになったのだ。衰弱した胃が栄養剤を受け付けず、液体が上がってくるようになってしまったのだろう。それで行き場を失い漏れ出るため、パジャマを濡らしてしまう。

このころになると拓郎さんはベッドからほとんど降りられなくなっていた。床ずれの症状も始まった。終末期の患者に床ずれが始まると、それは最期が迫っているのだと私は先生から聞いたことを思い出した。ほとんど眠っていることが多くなり、起きていても無表情で、トシエさんの呼びかけにもまったく反応しない。

当時のことをトシエさんが振り返る。

「いつごろまで持つんでしょうかって、本当は聞きたかったの。以前から聞きたかったのを我慢して、我慢して。でもヘルパーさんには言ったの。そうしたら、先生のほうからは言わないでしょうから、お母さんから聞けば教えてくれるんじゃないのって。そうアドバイスしてくれたんだけど、やっぱり私、聞けなくて。そんな私を見かねてケアマネさんが聞いてくれたのね」

堀越先生は、ケアマネの質問に丁寧に答えた。その横にはトシエさんもいた。詳しい症状の説明が終わったあと、先生はひと言、付け加えた。「最期は、お母さんです」。その言葉に、トシエさんは初めてこう答えた。「あ、先生。私はもうたくさんみさせてもらいましたから、もういいです」。そこには三年間ずっと在宅でみてきた妻としての大きな覚悟と決意があったに違いない。

入りにくくなっていた栄養剤も、その翌月から徐々に減らしていった。朝の分だけを入れ、昼はまったく入れず、夜も一本だけにする。やがて朝も昼も水や白湯だけにして、栄養剤は夜一本のみにしていった。そうすると、拓郎さんの様子もだいぶ変わってきた。好きだった新聞のチラシを全然見ないばかりか、トシエさんが渡そうとした孫の写真にすら手を伸ばそうとしなくなった。

やがて夏の暑さが本格化し始めた七月四日。呼吸の変化に気付いたトシエさんはすぐに堀ノ内病院の訪問看護ステーションに電話をした。看護師が到着したときには、拓郎さんはまっすぐに横たわったまま、手も足も動かすことなく自然にすうっと息を止めた。

この話をしてくれたとき、トシエさんはまるでピエタ（磔刑《たっけい》に処せられたあと十字架から降ろされたイエス・キリストをマリアが抱きかかえる聖母子像）のようなポーズをとって、こう言った。

「頭が私の手の中にあったわけではないんだけど、まるで私の手の中ですうっと消えた感じで。悲しみはまったく感じなかった。ただ『あら、あら、あっ逝ってしまったんだ』と思っただけだった」

そのときは連休と重なったため、拓郎さんの遺体は四日間トシエさんのもとにあった。布団を敷いてその横に添い寝をしていたそうだ。それでも涙は出なかった。

大きな悲しみと寂しさが襲ってきたのは、お葬式を済ませたあとだった。言いようのない喪失感に襲われて、介護から解放されたという安堵を感じることなく、何をする気も起らず、ただぼうっとしていたらしい。しかし四九日を迎えたその日、トシエさんに不思議なことが起きた。

「四九日にこんなことがあったの。それまでは何とも言えない寂しさ、悲しさに押しつぶされそうになっていたんだけど、その日の朝、寝ているると急に胸のあたりが温かくなったの、ぽかぽかと。私、それであっと思って。あ、お父さん、もう向こうへ着いたんだと思って。だって、ありがとうも言えないで逝ったから。そして私、仏壇のほうに跳んで行って『お父さん、着いたの？　着いたのね！　よかった』って呼び掛けたの。そうしたら初めて涙がとめどもなく流れたんです。やっぱり夫婦だし、やっぱりお父さんのこと好きだった。旦那としては大変だったけど、やっぱり好きだったんだね」

三年間にわたる在宅介護と、住み慣れた家で迎えた拓郎さんの最期をどう思うか聞いてみた。

「九五歳だよ、大往生だよって堀越先生は慰めてくれました。だからありがとうございますってお礼を言ってね。でもね、慣れないことといっぱいやったから、介護しているさなかは、これは人に絶対やらせたくないと思った。だけど、最期は自分の腕の中で逝ってくれたようなもんだったから、よかったかな」

そこまで言うと、一呼吸おいてまた話してくれた。

「ショートステイ先やデイサービスに行った先で危篤状態になったら、すぐに家に戻してくださいと施設には常々お願いをしていたけど、こればかりはうまくいくかどうかわからないでしょう。お母さん、すぐに施設に来てくださいといわれても間に合わなかったらどうしようかと。でも、お父さんが最期、家で私の腕の中ですうっと逝ってくれたのは救いだった。だから、今でも時々顔を見せに来てくれるヘルパーさんたちに言っているの。もし今、大変な介護で苦しんでいる方がいらしたら、私のことを話してあげてくださいってね。どんなにつらいか、今やってらっしゃる方は大変だと思いますが、こういう人がいましたよって」

在宅介護に正解はない。けれど、ともに過ごす時間と、自宅で看取ることには、看取る側にとっても大きな意味があるのではないか。その人の死を自然に受け入れることができるかどうかという点では、病院で看取る場合とは、少なからず違いがあるような気がする。トシエさんの話を聞いて、そんなことを思った。最後にもう一つ、「これから、どうされるんですか」と尋ねてみた。

トシエさんは、少し困った顔をしながら訥々《とつとつ》と話してくれた。

「少しお休みしたいけど、そんなに長く生きたいとは思わないわ。息子たちには、私がしたような看病はさせたくないって言ってあります。もし何かあったら、私に内緒でいいから病院に連れていって、延命しませんって本人が言っていたと伝えてほしい。一筆書くなら書いておいてもいいから自然に死なせてくれって言ってあります」

菅原拓郎さんと菅原トシエさんの三年間にわたる在宅療養は終わった。介護の苦労から、一時は夫を包丁で刺して自分も死のうと思ったほどだったが、夫を自分の子供と思うことでそれを乗り越えていったトシエさん。四九日のあと、改めて夫として惚れ直し、今はすぐ近くに感じながら日々暮らしている。

金田芳子さんのケース

82歳の夫が85歳の妻を介護する

明るくかわいい患者

金銭的な事情から、やむなく在宅で伴侶の世話をしている老々介護のケースがあった。二〇一七年一〇月、堀ノ内病院の地域医療センターでたまたま耳にした小堀先生と堀越先生の会話から、その夫婦のことを知った。

「これ、水曜日に地域包括支援センターから連絡があって、診療を要請されたケースです。認知症を患っている患者さんで。二年前から堀ノ内病院で受診していたけれど、しばらく来ていなかった人。平成二七年に受診の記録があって、二八年二月は薬だけの〝家族受診〟(代理受診)。自宅の二階の居室から降りられなくなって一年もたつ妻を、旦那さんが黙々と世話しているんです」

堀越先生が、何か報告したそうな様子で話し始めた。

「誰が世話をしてたの?」カルテの準備をしながら、小堀先生は手を止めずに聞いた。

「夫です」。堀越先生が、前のめりになりながら言う。

「ああ、夫ね」。小堀先生の手は、まだ止まらない。

「夫は、相当しっかりした人です。三度の食事はともかく、自分で手すりや介助用具を手づくりでこしらえて、介護サービスをまったく使わずに世話してるんです」

　この説明に小堀先生の手が止まり、ゆっくりと顔を上げた。

「へえ、すごいなあ」

　私も大いに興味を引かれた。夫が三度の食事をつくり、かいがいしく介護をしているケースは珍しいのではないか。どんな様子なのか知りたいと思った。堀越先生が翌週そのお宅に行くというので、同行したい旨を申し出た。

　診療当日の一一月一〇日。向かうお宅は病院から車で五分程度、歩こうと思えば難なく歩ける距離にある。ただ、とても入り組んだ場所にあるため、今回が二回目の訪問となる堀越先生ですら迷ったほどだ。訪問診療の車には、なぜかカーナビがついていない。先生や看護師が、一四〇人を超える患者の家を覚えていることに、いつも私は感心させられる。

　この日も、手にした地図を頼りにしながらではあったが、先生の記憶をもとに時間どおりに到着することができた。

　家の前に立つ。見るからに昭和の雰囲気を残す一軒家だ。石づくりの門に表札が掛かり、そこに「金田藤男」とご主人の名前が筆文字で記されている。見上げると、一畳もないほどの小さなバルコニーにベニヤ板が張られた簡易倉庫が建て増しされている。きっとこれも、ご主人の手づくりに違いない。若干錆びている鉄格子の扉の脇にある呼び鈴を押し、堀越先生が「堀ノ内病院です」と言うと、男性の声で返事があった。

「はいはい、どうぞ」。中から、ワイシャツに黒いベストを着た、姿勢のいいおじさんがドアを開けた。金田藤男さん。八二歳だというが、とても若々しい。挨拶をして取材の意図を説明すると、にこにこ顔で快諾してくれた。藤男さんの笑顔に、先生が唐突に不思議なことを口にした。

「今日は、カメはどこ?」

「ああ、ここにいるよ」

玄関を入ってすぐ左側の四畳ほどの居間の炬燵《こたつ》の下。黒い小さなリクガメが放し飼い状態で、じっとこちらの様子をうかがっている。なんだか、とても不思議な光景だ。

「じゃあ、二階に上がらせてもらいますよ」。そう言って先生は、どんどんと階段を上がっていく。

私もカメラを回しながら階段を上ろうとしたが、勾配がきつい。しかも、暗くて狭く、滑りやすい。思わず手すりをつかみながらそろそろと上がる。上りながら、これが藤男さんによるセルフメイドの手すりかと、その出来栄えに感心していた。

上から「ほら、お客さんだよ」と藤男さんの声がする。

「やだー、みっともない。みっともないよ」。奥さんの声も聞こえてきた。

「NHKの取材だって」。藤男さんが言うと「えー、NHK? どの人? あなたNHKの人?」と、堀越先生を指さして尋ねている。

藤男さんの奥さん、金田芳子さん（八五歳）。認知症と背骨の病気を抱えている。

「私は、堀ノ内病院から来ました」。いたって冷静に答える先生。

「やだー。もう、すみませんね。こんな汚いところで」

敷きっぱなしの布団から半身を起こした状態で、何回も会釈する。ふさふさの白髪で、ピンク色のTシャツを着て首にタオルを巻いている芳子さんは、恥ずかしがりながら、とても明るい笑顔で迎えてくれた。

「こんにちは、取材で来ましたＮＨＫの下村と申します。よろしくお願いします」。私もゆっくりと挨拶をした。それでも藤男さんから「だめだよ。耳が遠いんだから、もっと大きな声で言わなきゃ」と指摘されてしまった。

芳子さんは、皆の顔を見回しながら、看護師に聞く。

「なんだか、わからなくなっちゃった。私、いくつだっけ」

この日、当番の看護師は藤吉さんだ。「八五歳みたいよ」

「ええ！　八五歳?!　よく生きてるね」。間髪を入れずに返してくる。きちんと会話のキャッチボールができているようだ。

「寝て、食べて、何もしないでしょ。いつもテレビ見て」

そう言って上のほうを指さした先には、かなり古い時代と思しきモノクロ写真があった。どうやら芳子さんの母親と親戚が写っているらしい。それがテレビではないことに気付いた芳子さんは「あれ、テレビがどっかにいっちゃった」と言ってすぐに指を下ろした。

見れば、いかにも昭和の家電といった風情のチャンネルつまみがついた年代もののアナログテレビが、部屋の奥に静かに置かれている。しかし、それは使われていないのが一目瞭然だった。だが、以前はこの部屋でテレビを見ていたのだろう。

再び芳子さんが口を開いて、「なんだか、わからなくなっちゃった。私、いくつだっけ」と尋ねる。今度は先生が「八五歳ですよ」と答えると、「ええ！　八五歳?!　よく生きてるね」と同じ言葉を繰り返す。

繰り言だが、自分の歳を知っての驚きようがなんともかわいらしくて、少しも嫌な気がしない。むしろ楽しくなる。

本当は、芳子さんは自分のことを何歳だと思っているのだろう。考えながら、ふとご主人の藤男さんを見ると、敷かれた布団の上に立って、所在なく布団を踏みしめながら苦笑いをしている。

「腰は痛くないですか」

「うん、大丈夫」

先生は、前回の血液検査の結果を藤男さんに伝えた。

「肝臓も、腎臓も問題ないですよ。栄養もすべてＯＫ。気を付けなければいけないのは、甘いものが好きなことと、あと貧血気味なことですね」

「栄養もすべてＯＫ」という先生の言葉に気をよくした藤男さん。二五年間、奥さんのために料理をつくり続けてきたことを、少し誇らしげに語ってくれた。堀越先生は、少しでも気を楽にしてあげようと、お昼だけ配食サービスを使うことを勧めたが、藤男さんは全部自分でやると言う。

「食べることは、人一倍食べるんだ。嫌いなものは納豆とか生魚。外食したことはないよ」。妻の栄養管理のポイントは自分がいちばんよく知っていると言わんばかりの話しぶりだった。

先生がいつものとおり聴診をしようと居住まいを正すと、芳子さんは自分のシャツを脱ごうとした。そのシャツを見ながら、またひと言。「あら、やだ、こんな赤いハデなの着ちゃって。いつのだろう、はずかしいよね。それにしても看護婦さん若くていいわよねえ。私、いくつだっけ」

〈八五歳です〉と答えたくなったが、ぐっとこらえてカメラを回し続けた。

いつもクールな堀越先生も、笑いを抑えられなかったようである。先生の笑い顔を見て、芳子さんもにこにこ笑う。まわり全員にも笑顔が伝染した。こんなに〝明るい〟認知症があるものなのかと、気持ちが軽くなった。

介護の苦労と夫婦の形

看護師の藤吉さんが、芳子さんの右足の親指にビニールのようなものが巻きつけられているのに気付いた。

「足の親指、どうしたんですか」

「あら、どうしたのかしら、ちっともわからない。わからなくなっちゃった」

代わりに藤男さんが答える。「ポータブルトイレに座らせようとして持ち上げたときに、トイレの脇にある支えの脚に爪を引っ掛けてしまって、ベロリとむけてしまったんですよ。今、かろうじて少しだけついている状態。無理やりはがすのは、よくないと思ってね」

堀越先生は、藤男さんの話が終わらないうちに「ちょっと見せてくださいよ」と言って、藤吉さんに指に巻かれたものをとるよう指示した。藤吉さんが足にそっと触れると、また芳子さんが遠慮がちに声をかける。

「ごめんなさいね、汚い足で。痛くないから、もっと乱暴に扱っても大丈夫よ」

親指に巻きつけられているものをほどいていくと、なんとそれはビニール手袋だった。ちょうど手袋の親指に当たるところを芳子さんの足の親指にすっぽりかぶせて、残りの指の部分を巻きつけてあるのだった。これも藤男さんのアイデアなのかもしれない。堀越先生はすぐに爪が炎症などを起こしていないかを確認し、処置をしたあと包帯を巻いた。藤男さんのビニール手袋はごみ箱行きとなった。

診察が終わったあと、堀越先生は藤男さんのほうを向いて尋ねた。

「夜は眠れていますか」

「あまり眠れていない」と言うと、藤男さんは堰を切ったように話し始めた。夜間、芳子さんは少なくとも三回はトイレに起きる。そのたびに妻の体を持ち上げ、ポータブルトイレに座らせるのだ。自分で便を切ることができないから、何回ふき取ってもだめで、トイレットペーパー一ロールを一回で使ってしまったこともあるという。また、夜になると妄想が出て、あらぬことを口にして叫ぶこともあるそうだ。堀越先生は心配そうな表情で藤男さんの訴えを聞いていた。

「それでは、奥さんだけでなくご主人も穏やかに休んでもらうために、二種類の薬を出しましょう。一つは、妄想が静まって眠れるようになる薬。もう一つは、昼はアクティブに、夜は落ち着くというリズムがつく薬。これを二週間続けて様子をみましょう」

芳子さんの主たる病気は「後縦靭帯骨化症《こうじゅうじんたいこっかしょう》」といって、背骨についている靭帯が骨になってしまう難病だ。骨化して肥大した靭帯が脊髄や神経根を圧迫すると、手や脚、体幹が痛み、しびれや運動障害などを引き起こす。

「介護保険がおりてケアマネが決まったら、急ぐことではないけれど、難病認定も受けたほうがいいですよ。そうすると医療費の面でも少しは楽になります」

堀越先生は、以前から介護保険を申請するよう勧めていた。藤男さんは経済的負担の軽減という理由から手続きに着手したばかりだった。長丁場になる介護に対して、藤男さんの健康面や経済的事情なども、先生は心配していた。

そんな二人のやり取りを聞いているのかいないのか、芳子さんが突然こんなことを口にした。

「あと何年生きられるのかなあ。お風呂も入らない。めんどうくさいから」


次に金田さん夫婦を訪ねたのは、ちょうど二週間後の一一月二四日だった。

「こんにちは、堀ノ内病院です」。先生と看護師の藤吉さんに続いて、私も玄関の前に立った。

「ご苦労さん」と言いながら、藤男さんがドアをあけてくれる。私は玄関の三和土から、反射的に左の部屋の奥をのぞき込んでカメを探した。カメは藤男さんがつくった滑り台のような板を利用して、まさに水槽から外に出ようとしているところだった。カメに見惚《ほ》れていたら、藤男さんと先生たちが、どんどん急な階段を上っていってしまったので、カメラを回しながら慌てて追いかけた。

「お母さん、こんにちは」

「こんにちは。こんな汚いババアを映してどうすんの。どちらさまでしたっけ」

「堀ノ内病院の先生方と患者さんのドキュメンタリー番組をつくっています。どんなお仕事をされているのかを知りたくて」ともう一度説明する。ご主人の藤男さんは「大丈夫だよ」と言ってくれたけれど、芳子さんに不安は与えたくない。何回でも説明する覚悟はできていた。

だが、藤男さんも丁寧に説明してくれる。「あそこに書いてあるでしょ。この前も来た下重カメラマンだよ」。藤男さんは、来た人の名前、来訪の日などを紙に筆で書いて、壁に貼っておくのだ。

〈堀ノ内病院　堀越医師、藤吉看護師、下重カメラマン〉

それはまるで旅館の玄関先に「○○様ご一行」と書かれた看板が掛かっているのと同じに見える。

「だけどお父さん、私は下重じゃなくて、下村です」と言いたかったが、芳子さんの次の言葉で、この先ずっとご家族の前では「下重」でいることにした。

「ああ、そうそう下重カメラマンね。この前、お会いしましたよね」

先生が藤男さんに尋ねる。「様子はどうですか」

「妄想がひどい。言ったことを全部忘れる。『なんで、ここにいるの』とか、急にバッと起きて『怖い、怖い』とか。まるで気が動転してしまったように……まいってる」

「まいってる」――先生は、藤男さんの最後の言葉を聞き逃さなかった。

「妄想が強くて変調をきたすような場合に効果のある薬は、いくつかあります。この前のが効かなかったのなら変えてみようかな」

『殺される、殺される、殺すつもり？』とか言い出すんだもんね。そんなに殺されたいんだったら、早く逝ってくれればいいのに」と、藤男さんは吐き出すようにつぶやいた。もちろん本気でないのは十分承知だ。それほど藤男さんはまいっている。

「そんなふうにお母さんが言うのは、初めて？」先生は落ち着いた調子で確認する。

「初めてだよ。二、三日前から急に言うようになった。話していることもわからない。耳が遠いんだよね」と、藤男さんの苛立ちを収めようとするが、藤男さんは「理解力がまったくない」と続ける。そのやり取りを不安そうに見ている芳子さん。二人の顔を交互に眺める。

「何？　何を言ってんだか、わからないよ！」ついに大声で叫んだ。

「ごめんね。芳子さんの様子についてお話ししているの」

芳子さんの耳元に顔を近づけて、藤吉さんが助け船を出した。

「どこが悪くて、こうして寝ているのかがわからない。結局、腰が悪いから？」

そう尋ねた本人以外、私を含めて四人が全員でこっくりとうなずいた。

それから先生は、前回処置した足の爪を確認した。死んだ爪ははがれたが、傷口は炎症もなくきれいになっていた。


診察がひととおり終わると、私たちは芳子さんを部屋に残して階段を下り、一階のカメがいる居間へと移動した。居間の中央には炬燵が置かれ、まわりにはさまざまな書類が散乱していた。居間は台所へとつながっていて、大きなテレビもある。壁には背広や洋服が何着か掛けてあり、二階で芳子さんの面倒をみるとき以外、藤男さんはほとんどの時間をここで過ごしていることがわかる。

藤男さんは何か私たちに見せたいものがあるようで、ごそごそとあたりを探していた。その間、私たちはカメの行方を目で追っていた。目的のものを見つけた藤男さんは、誇らしげに「これ」と言って私たちの目の前にそれを広げた。自慢の品は、長い一巻の巻物だった。繙《ひもと》いてみると、中には達筆な字が並んでいる。

「これ、何ですか」。藤吉さんが口火を切った。

「しゃべったやつ。夜になるといろいろ言いだすから」。芳子さんが夜な夜な口にすることを、藤男さんが書き取ったのだ。だが、巻物に書かれた字があまりに達筆すぎて読めない。どんなことを言っているのだろう。

「とにかくね、怖い、おっかない、とか言い続けてるの。なんで怖いか、おっかないか、その意味がわからない」

こうして紙に書いて、どうしようというのだろう。私は聞かずにはいられなかった。

「何を考えているのか、知りたかったからだよ。頭の中がどうなってんのか知りたかったからさ」

この答えに「夫婦」という人と人の不可思議なつながりを感じた。夜中に発せられる言葉には合理的な意味や根拠はないのかもしれない。それでも芳子さんの口をついて出る言葉の隅々から、妻が今何を考え、どう思っているのかを知ろうとする夫。在宅で介護をしていなければ、あり得ない関係だろう。これも一つの夫婦の形だ。よけいなお節介かもしれないが、思わず言ってしまった。

「お父さん、その巻物とても大事なものだから、ずっと大切にしてね」

介護サービスの導入

堀越先生は、藤男さんが申請した介護保険のことを気にしていた。「調査員は来たの？」

「一六日に来ると言って、それがいったんキャンセルになって二八日に変更されたけど、また一六日に戻って、この前来たんだよ」

「介護保険の結果が出たら、地域包括支援センターの担当者がケアマネを紹介してくれるから。ケアマネが決まればいろいろな介護サービスを利用できる。お父さんは、助けを手に入れることができるんだよ」

だが藤男さんは極めて冷静だった。「だけど、動けねえってことがなあ」と浮かない。先生は介護サービスのパンフレットを取り出した。

「介護保険が決まったら、認知症のデイサービスとか、ショートステイがある。誰でも最初は抵抗があるけれど、そのうち慣れてくるよ」

この説明にも、藤男さんは否定的だった。「無理だと思う。つきっきりでないと、やってられないよ」。だが、先生も引かなかった。

「認知症の方のデイサービスとか、グループホームの他に、家にヘルパーさんが来てくれるサービスもある。しかも、施設のヘルパーさんと同じ人が来てくれるという『小規模多機能サービス』というのがある。認知症の方の場合、ずっと同じスタッフが担当してくれると、だんだん慣れていくでしょう。そういうメリットもあるんだ」。そう言ってパンフレットのページを開き、再度、丁寧に説明し始めた。

「認知症対応型通所介護というのがあって、通所（デイサービス）と訪問（ホームヘルプ）と泊まり（ショートステイ）を合わせた小規模多機能型がいいと思う。これだと自由度が高い。施設に通うことも泊まることもできるし、ヘルパーさんに家へ来てもらうこともできる。泊まるときも家へ来てもらうときも、かかわるスタッフが基本的に同じ人だから、お母さんも安心すると思うよ。普通の施設だと、ヘルパーさんを頼んでデイサービスにも行くとなると、別々の人になっちゃうわけ。このサービスを使うと、全部同じところで対応してくれるからいいんだ」

先生の説明を受けて、藤男さんは少し本音を漏らした。

「たまに一日くらい連れていって、（施設に）置いてみたいとは思うのよ。だけど、無理だと思う」

「いやあ、まあ、そうだけど（お世話をするのは）皆プロの人だからね」

「そうだね、お世話してくれる人はね」。藤男さんは、少しずつ気持ちが傾き始めているようだ。

「奥さんは特別な状態ではないよ。同じような感じの人がたくさんいる」

先生も、藤男さんの状況をなんとかしようと懸命だ。

「わかった。おれも病院行ったりして、見て知ってるから」

どうやら、介護サービスを受けることに前向きになってきた様子だ。

「いずれにしても、要介護度が決まらないと受けられるサービスも決まらないから、もうちょっとだね。ケアマネさんが決まったら、お父さんの生活のことも考えながら計画しましょうね」

「そうだね。急にこっちに予定が入って、介護サービスの予定が決まってると動けなくなるってのも困るんだ」。そう言いながらも、一か月分の診療代四三八〇円をしっかり納め、藤男さんは先生に頭を下げた。「これまでしてもらって、申しわけない」

「申しわけないなんて思わないで。そのために仕組みがあるんですから」

堀越先生は、立ち上がりながらきっぱりと言った。

二人の暮らし

翌一二月中旬になって、介護保険の認定が下りたという知らせが入った。「要介護三」だという。要介護三とは、着替えや身の回りのことだけでなく、立ち上がったり歩いたり、トイレなども自分ではできない状態。認知症に起因する理解力の低下や問題行動も見られ、中程度の介護が必要な状態を指す。

これからケアマネが決まって、さまざまな介護サービスが始まるのは、実際には一月の終わりから二月にかけてだという。藤男さんと芳子さんが普段どんな日常を二人きりで過ごしているのかを知りたくて、介護サービスが入る前に、もう一度訪ねることにした。

年が明けて一月二五日。藤男さんに前もって電話を入れ、お宅に伺った。それまで何度も堀越先生に同行して取材をしているので、ご夫婦とはだいぶ親しくなっていた。藤男さんは、昼どきに来れば自分が昼食をつくるのも見られるから、その時分においでと言ってくれた。私は駅前で菓子折りを

買って、門の前で呼び鈴を押した
「おう、いらっしゃい。ご苦労さん」。人が訪ねてくるのが嫌いではない藤男さんは、上機嫌だった。

「カメいるよ」。このころになると、私が家に入ってから最初にカメを確認しようとすることも見抜かれていた。カメは、この日も炬燵のある部屋で放し飼い状態だ。でも、よく見ると藤男さんのあとをついていく。それも、意外と速い。

「犬みたいなカメなんだよ」と藤男さんは言う。藤男さんを見失うと、いつも黒いものを追いかけるそうだ。藤男さんの靴下がいつも黒だからだ。ちょうどその日、私も黒い靴下を履いていた。冗談だろうと思って、カメの前に立って右へ左へと方向転換して進むと、面白いくらいカメも右へ左へと向きを変えてついてくる。しまいには靴下を噛まれてしまった。その様子を見て、藤男さんは満足げに笑っている。

「このカメ、名前は何というの?」

「カメ」

「だから、お父さん、名前ですよ。名前」

「だからカメ」

まるで漫才のようだ。

「でも、こいつはカメじゃないんだ。人間なんだ。出かけるときには見送りにも来るし、帰ってきたときには、迎えにも出て来る」

「へえ、すごいね」。私は半信半疑で聞いていた。突然、二階から声がした。

「パパさん、助けて！　助けてパパさん！　パパさーん！　何もできない！」芳子さんの声だ。

「お父さん、お母さんが呼んでる」

私がそう言うやいなや、藤男さんはとんとんと階段を上りだした。

「きっとトイレだよ」。そう言って二階の部屋のドアを開けた。

案の定、芳子さんがポータブルトイレのほうに脚を伸ばしてばたばたしている。

「お母さん、大丈夫？」と聞くと、「ここまで来られないよお」と返ってきた。体を支えられるようにポータブルトイレのまわりに設置されている囲いに手をかけようとしているのだが、届かないのだ。その囲いも、見るからに藤男さんの手づくりだ。トイレットペーパーがセットでき、なんと夜には照明がつくようにもなっている。

藤男さんが、幅の広い布を取り出した。

「いいか、これで持ち上げるからな。誰にもできないことやるからね。よく見ててよ！」そう言って芳子さんの股の下に布を通したと思いきや、一声。「六〇kgの重さ！　えい！」気合をかけて、その布ひもをぐいっと持ち上げる。吊り上げられた体が、どさっとトイレの便座の上に落ち着いた。

「うわっ！」あまりの早技に、思わず声が出てしまった。

芳子さんは、満面の笑顔で藤男さんに礼を言う。「ありがとう、ありがとう、ああ助かった」。そう言うと、私のほうに向きなおって、「このデブをさあ」と自分のことを指さす。「私のように重いのを、よくぞこうやって持ち上げてくれるものだ」という意味らしい。

藤男さんは「いいんだよ。余計なこと言わなくて」と妻を諭していた。

トイレの介助が終わると軽やかな足取りで急な階段を下り、藤男さんは食事の支度に取りかかった。この日のお昼は稲荷寿司とわかめの酢の物、味噌汁だそうだ。出来合いのものを並べるのかと思ったら、そうではなかった。きちんとご飯を炊いて五目酢飯をつくり、一つひとつ油揚げを開いてご飯を詰めていく。「これでも、今日は簡単なほうだよ」と言う。

稲荷寿司だけでも大したものなのに、わかめの酢の物も自分で漬け置きしてある。瓶からわかめを取り出し、カブも添え、鰹節をふりかける。そこに温かい味噌汁を添えてでき上がり。わずか三〇分で立派な「稲荷御膳」ができあがった。手際のよさに脱帽だ。

藤男さんは、でき上がった料理を高足膳のような盆に載せて、またすたすたと急勾配の階段を上っていく。「さあ、できましたよ」。そう声をかけて盆を芳子さんの前に置いたかと思うと、すぐさま座椅子を逆さにひっくり返し、芳子さんの背中を支えるように押さえた。ちょうど具合よくリクライニングのようになって、布団の上にいながら食事をしやすい姿勢を保ってくれる。これも藤男さん流の工夫だ。

「ありがとう、ありがとう。おいしそうだね、これ食べていいの」。芳子さんはうれしそうに藤男さんの顔を見上げた。藤男さんが勧めると、さっそく湯飲みに手を伸ばす。

「まず、お茶を飲んでからね」。ゆっくりお茶を飲んだかと思ったら、次々に稲荷寿司を頬張るように食べ続ける。「おいしいよ。食べたの？　おいしいなあ。パパさん食べる？」

おいしいものを食べて、芳子さんは藤男さんにもそれを分けようとしていた。藤男さんは「下にあるから」と応じるのだが、「まだいっぱいあるの？　食べたの？」と繰り返す。答えを理解できなかった様子に、藤男さんは大きく手を広げて「たくさんあるよ」というジェスチャーをしてみせた。芳子さんはようやく安心したようで、料理をきれいに平らげた。

食べ終わると、私のほうを向いて口を開いた。「私は何もしないでしょ。うちのこと全部、おかずづくりから買い物までやってるんだもんね。珍しいでしょ、こういう人も。南無妙法蓮華経って拝まなきゃ」。そう言いながら、本当に手を合わせて拝むような仕草をしている。それを見た藤男さんはどこか神妙な顔をして奥さんを見つめていた。

「まったく、私みたいにだめなババアをこんなに面倒みてくれる人がいるなんて、不思議でしょう。偶然に巡り合ったのよ」

藤男さんと芳子さんは、六〇年前にこの町で出会った。三つ年下の藤男さんの一目惚れだったそうだ。藤男さんは雑貨問屋の行商をしながら家族を養ってきた。三人の子供はすでに独立し、今は藤男さんが一人で妻の身の回りの世話をしている。藤男さんが多くの時間を過ごす居間には、二人の結婚式のモノクロ写真が飾られている。ちょっと緊張している藤男さんの横に、髪を文金高島田に結った美しい芳子さんが寄り添っている。

食べ終わったお膳の片付けを手伝う合間に、藤男さんに聞いてみた。

「病院や施設ではなく、あえて在宅を選んだのはなぜですか」

藤男さんはカメラのほうをまっすぐ見つめながら答えた。

「施設などに入れたら、相当お金がかかる。僕の年金なんて大したことないからな。最期までこの家でみる。それ以外に方法はないから」

藤男さんのように、経済的理由から在宅での介護を選ぶ高齢者は多い。実際、病院で積極的な延命治療をする場合に比べて、在宅での療養は一般的に医療費の負担が少なくなる。だが、そのぶん家族の〝無償のケア〟が支えとして欠かせないのも事実だ。藤男さんも、一日に何回も急な階段を上り下りしなくてはならない。藤男さんもすでに八二歳、いつまで老々介護を続けられるのか深刻な問題だ。

そんなことを考えていたら足元に例の黒いリクガメがやって来た。

「お父さん、このカメ、お父さんにとってどういう存在？」

「いやあ、今になってみれば欠かせない存在だ。僕のことをこいつがずっと見ていてくれるからね」

藤男さんも、心細いのかもしれない。

仇となった介護サービス

二〇一八年一月末、堀越先生の訪問診療が始まって二か月以上が過ぎたころ、金田夫妻の家に初めてケアマネ一人と訪問看護師二人がやって来た。芳子さんがいつものように藤男さん手づくりの昼ご飯を食べているときだった。

「こんにちは。あら、お母さん、おいしそう。旅館のご飯みたいねえ」

どやどやと階段を上がってきた一行を見て、芳子さんは当惑した様子だった。

「どうしたの、ババアが食べてるところに。なんなのよ！　食べてるところに」

この日まで一〇日間排便がなかったため、まずはその介助を行うというのだ。食事が終わるのを待ってから、皆で布団の四隅を引っ張って芳子さんの体の向きを変えた。次にビニールシートと新聞紙を何枚も重ねてお尻の下にセットした。ペットボトルのキャップに穴をあけた手づくりのボトルに湯を入れ、いつでも洗えるように準備。二人の看護師が手際よく作業をこなし、介助が始まった。看護師たちは浣腸をしながらゆっくりとお腹を撫でて刺激を与えている。

「お母さん、だいぶお腹が固いですね」と看護師の一人が話しかける。

「痛いよ。詰まってる」

「その詰まっているの、出しますけどね。すっきりとして、また食べられますよ。はい、フーンと息んで！　フーン！」看護師たちは、肛門に指を入れて便を掻き出す。

「わあー、痛いよ。どうなっちゃうの」。芳子さんは顔を手で覆って、されるがままになっている。

「パパさん、ここにいてよ、怖いよ、おっかないから。こんなに出るよ、うんこが」

こうして大き目のボウル二杯分もの便が出た。それを見ていた藤男さんも仰天した。「偉い！　大したもんだ。僕にはできねえ」。そう言うと、そそくさと部屋から退散してしまった。

この日、訪問看護師とケアマネが帰ったあと、私は藤男さんにある質問をした。これまで介護サービスを一切入れずに自分一人で芳子さんの世話をしてきたのに、なぜ今になって人の手を借りたいと思ったのかを聞いたのである。

「以前、堀ノ内病院で健康診断を受けたときに、ちょっと腎臓の数値が気になると小島院長に言われたんだ。堀越先生は心配ないと言ってるんだけどね。これまでいたって元気だったけど、僕だって何があるかわからないから。今はよくても、いつどうなるかわからない。そういうときのためにも人の手を借りる態勢をつくっておこうと思ってね」。藤男さんも先行きに不安を感じていたのだ。

二月に入ると、入浴サービスも取り入れることになった。

このころにはケアマネの取り計らいでレンタルの介護ベッドが設置されていた。そのおかげで部屋にスペースができ、室内に浴槽を持ち込むことが可能になったのだ。一方、敷きっぱなしの布団に転がる芳子さんの姿は、もうなかった。代わりに、ベッドの上で窮屈そうにしている。

入浴サービスの日には分解された浴槽のパーツが次々と二階の部屋に運び込まれ、その場で組み立てられた。階下の浴室にある自家発電のポンプを利用して湯を張る。四人のスタッフが来て、あれよあれよという間に寝室が風呂場に様変わりした。

その様子をベッドの上から怪訝そうな表情で見ていた芳子さんは、「やだよ、わたし。風呂なんて入らないよ。ババアでも、嫌だよ」と拒否反応を示した。

「大丈夫ですよ。入れば気持ちいいですよ」。そう言いながら入浴サービスのスタッフが、裸にされタオルを一枚かけられただけの芳子さんを抱きかかえ、ゆっくりと浴槽に入れる。お風呂は、なんと二年ぶりだ。

「熱いよ、熱いよ」。最初は大声で拒否していたが、そのうち泡の石鹸をつけられマッサージされると束の間、夢心地の表情になった。「けっこう温かいね。すごくいいよ」とも言った。

入浴が終わったのを見計らって、藤男さんが様子を見に来る。「ほーほーほー」。階段を上る藤男さんは、なんだか満足げだ。寝ている妻を上からのぞき込みながら聞く。「お風呂どうだった、一か月に一回くらい頼むか」。だが、思わぬ答えが返ってきた。

「いいよ、もういいよ」

「でも、お風呂よかったんだろ」

「うん。よかったよ」

「だけど、もういいのか」

「もういいよ！」

これ以上はないという苦々しい顔をして、芳子さんは「もういいよ」を連発した。


それから一週間たって、堀越先生の訪問診療の日がやってきた。

「こんにちは。どこかつらいところはありますか」

ベッドに寝かされている芳子さんは、以前よりおとなしく口数も少ない。見るからに元気もない。

「ちょっと首が痛いの」

「枕が合わないのかなあ」と先生は言った。「ちょっと診せてもらいますね」。触診をしながら、先生は藤男さんのほうを向いて問いかける。「首が痛いと言ってますね」

「急にバッと動くから、ねじるんだよ」。藤男さんの見立てだ。

だが先生の見解は違ったようだ。「前、布団のときはさ、ちょっと自分で動いてたんだよね。でも、このベッドだとあんまり動けないでしょう」

藤男さんは横にいたケアマネと顔を見合わせたきり、何も言わなかった。介護ベッドにはリクライニング機能が備わっているし、敷きっぱなしの布団とは比べ物にならないほど寝心地もいいはずだ。だが、体をしっかり保持してくれるはずの立派なベッドが、窮屈に感じられるのかもしれない。診察が終わると、先生は元気のない芳子さんの肩に手を添えて声をかけた。

「金田さん、お疲れさまでした。また伺いますからね。だいぶよくなっていると思うよ。お大事に」

「どうもありがとう」。芳子さんは弱々しく答えた。

この日、病院に戻ってから先生に芳子さんの印象を聞いた。

「なんかやけにすっきりして、普通に在宅療養をしている人の部屋みたいになったという感じですね。その状態をどう感じるかは、人によって違うかもしれないけれど、ご本人は元気がないわけです。前のほうが元気があった。やっぱり今の状態が不自由なんじゃない？　だから首が痛いとか腰が痛いなどというふうになる」

藤男さんが工夫を重ねて自分の介護のためにつくってくれた状況。決して立派ではないかもしれないけれど、手づくり感あふれるその環境になじんだ芳子さんにとって、押し付けられた標準的できれいな部屋が合わないのではないか。堀越先生はそう感じ取ったのだ。

「まわりが用意した設定のなかに置かれているっていう感じ。そのことの窮屈さ。首が痛いなんて今まで一回も言ったことがないからね。そういうことなんじゃないかな。だから不機嫌だったよね。でも、藤男さんに対して『芳子さんは窮屈そうだね』とはちょっと言えない。私には、そう言う資格は全然ない」。先生は、苦笑いしながらそう話してくれた。

一人で介護を背負い込んだ藤男さんに対して、よかれと思って提案した介護サービス。確かに藤男さんには大きな助けになっているようだ。自分の体がもたないと案じていた藤男さんは、今さらながら介護サービスの有り難さを感じているようだった。ただ、芳子さんには合わない部分があったのかもしれない。

介護の現場で標準的に使われているサービスに問題はないはずだが、人は気分に左右される存在でもある。多少不便で行き届かない部分があっても「夫婦のぬくもり」を感じられる介護の形があるのだろう。在宅介護では、しばしば一プラス一が二とならないことがある。

その後も、金田夫妻のお宅には何度も通っている。入浴サービスは今でも一か月に一回は利用しているらしい。藤男さんが「これから、お風呂に入れてくれる人が来るよ」と言うと、芳子さんは大きな声で拒否する。どうにも慣れないらしい。

「やだやだ！　めんどうくさいよ！　他の人が来るとめんどうくさい。今度は一人で入るから大丈夫だからさ。お父さんもいるし。誰か来るとめんどうくさいよ！」言葉を尽くして拒絶感を訴えてくる。

さらに、「よその人は来なくていいからって、言っといて！」と私を指さして「よその人たち」にそう伝えてほしいと頼んでくる。介護サービスのメリットを感じている藤男さんと、それをまったく感じていないだけでなく、むしろ拒否感が強い芳子さん。

芳子さんは介護サービスなど今すぐやめて、以前のように藤男さんが一人で自分の面倒をみてくれる日々に戻してほしいと思っているかもしれない。

しかし八二歳の藤男さんに、今後も一人で介護を続けてはどうかなどとは、誰も言えないだろう。

しかも入浴に関して言えば、血行をよくして体調を良好に保つ効果を期待できる。医療的な観点から言えば、もっと入浴したほうがいいのだ。

在宅による老々介護の現場では、ままならないことがたくさんある。長期になればなるほど、解決の難しい局面も生じるだろう。当然だが、たった一つの正解というものもない。それぞれの状況に応じて手探りをするなかで正解に近づいていくしか、方法はないのかもしれない。金田芳子さんのケースは、そのことを如実に示している。

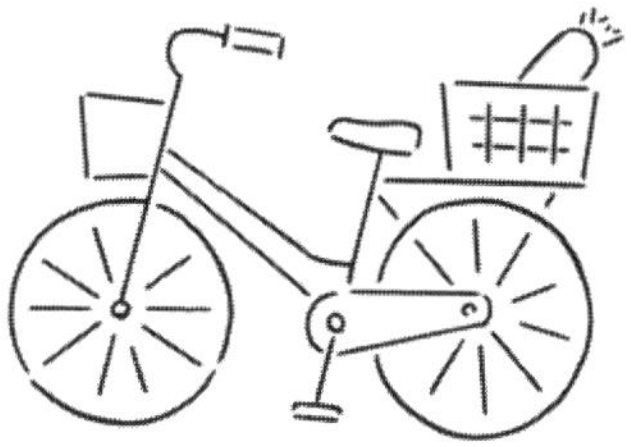

第四章

独居の病人を看取る

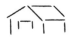

葛西美枝さんのケース

95歳の独居の女性を訪問診療チームが支える

独立独歩の人

堀ノ内病院の訪問診療チームが担当する患者のなかには、生活保護を受けながら独居で暮らしている高齢者も少なくない。葛西美枝さん（九五歳）もその一人だ。

葛西さんは三〇年間、独り暮らしを貫いてきた。重い心臓病を患っている上に、変形性腰椎《ようつい》症や両側変形性膝関節症などの疾患を抱えている。さらに悪いことに二〇一七年の六月に転倒して腰を打ってしまい、当時はしばしば病院に通っていた。

ところが、いつも病院に付き添ってくれていた青年（葛西さんは「甥っ子」と呼んでいた）が病に伏せて、外来での受診ができなくなってしまった。介護保険に頼るにしても、生活保護を受けているので使える点数が限られていた。ヘルパーも頼めない状態だったのだ。

長年にわたり葛西さんの介護を担当してきたケアマネの飯島鈴代さんも頭を抱えた。間もなく八〇歳を迎えようというベテランだが、それでも、この事態を前にして途方に暮れていたのだ。飯島さんが思案の末に頼ろうとしたのが、しばしば連携している堀ノ内病院の訪問診療チームだった。

二〇一七年一一月一〇日、飯島さんから連絡を受けた堀越先生とともに、私は初めて葛西さんのアパートを訪ねた。場所は堀ノ内病院から車でわずか五分程度。しかし、到着して茫然とした。葛西さんの住むアパートは二階建てで、急な階段を上っていかなければならない。心臓病を抱える九五歳の高齢者には、まさに「心臓やぶり」の階段地獄だ。

訪問診療初日のこの日は、飯島さんが葛西さんの部屋の前にいて、到着した私たちを見下ろしながら手を振り「おいでおいで」をしてくれていた。飯島さんに続いて堀越先生、看護師の藤吉さん、私の四人で部屋に入る。

居間は八畳一間といったところで、廊下を挟んで、台所とトイレと風呂が並ぶ、懐かしい昭和時代の造りである。質素だが部屋はきちんと片付いており、正面の窓からは雲間を抜けて光が差し込んでいた。隣は畑で、遮る建物が何もない。

そんな部屋の真ん中で、葛西さんはきちんと座椅子に腰掛けて私たちを迎え入れてくれた。きれいに櫛を入れた銀髪に水色のセーターがよく似合っている。「腰掛けたままでごめんなさいね」と言いながら、堀越先生に深々と頭を下げた。その様子に、何かしら威厳のようなものを感じずにはいられなかった。

〈このおばあさまは、一筋縄ではいかないな〉。それが私の率直な第一印象だった。

葛西さんが独り暮らしを始めたのは、夫が事業に失敗し離婚したのがきっかけだった。すでに三人の娘たちはみな結婚し、仕事も持ち独立していた。その後間もなく、別れた夫は病を得て亡くなった。葛西さんが甥っ子と呼んでいた青年は、夫と仕事を共にしていた人で、夫婦の子供に当たるくらいの年齢だったという。事業の失敗に責任を感じてなのか、独居の老人に同情してだったのか、通院に付き添うなど細やかな心配りをしてくれていたのだと、長女の和美さんは話してくれた。

にもかかわらずと言うべきか、独り暮らしを始めたころから、葛西さんは人に迷惑をかけまいと気丈な性格になっていったようだ。私が「一筋縄ではいかない」と感じ取ったのは、そうした葛西さんの、見えない〝心の鎧《よろい》〟のようなものが原因だったのかもしれない。

この日は診察というより、これからの訪問診療について葛西さんに同意してもらうことが大きな目的だった。葛西さん自身は、これまでどおり通院することを望んでいたからだ。現況を先生に伝えるふうを装って、飯島さんはあえて葛西さんの前で、はっきりした口調で説明した。

「もう甥っ子さんは、葛西さんの外来受診に一緒に行けないんですよ。ヘルパーさんも自費になってしまい、待ち時間も計算に組み込まれるから料金がかかってしまうんです」

先生は、顔をのぞきこみながら葛西さんがわかるように口を開いた。「葛西さんが行きたくても、だめなんだ……」。飯島さんが言葉を足す。「誰かがついていかないとだめなんです。でも、その誰かを探すのが難しくなっています。検査が必要なときは役所に話して、なんとか行けるようにお願いしてみますが、回数が多いとそれも難しいですから」

先生が飯島さんの言葉を引き取るようにして再び口を開く。「だから、普段は僕が診させてもらって、どうしても病院で検査してほしい場合だけお願いすればいいんだね」。「そうです、そうです」。飯島さんは、先生の言葉に何度も首を縦に振ってみせた。

先生は葛西さんに向き直り、同意を求めた。「葛西さん、それでいいかな。しかたがないものね」「そのために、先生に来ていただくようにお願いしたのですから」。葛西さんは二人に押し切られるような形でこくりとうなずいた。

「では、一二月八日の病院検査には行かなくて大丈夫ですよね」。飯島さんはそう念を押した。なんとか介護保険の範囲内でできる限りの診療を受けさせてあげたいと、飯島さんもやりくりに必死だ。

先生も「大丈夫よ」と力強く答える。先生と飯島さんのやり取りを聞いていた葛西さんは諦めたように「もう病院まで歩いていけないから、お願いします」と、再び深々とお辞儀をした。これで葛西美枝さんの訪問診療が決定した。この日の目的は達成されたのだ。

飯島さんもほっとした様子で「お薬も配達してくれるんですよ。かくの木薬局（堀ノ内病院に近い薬局）の薬剤師さんにお願いしていただければいいから」と、ここぞとばかりに訪問診療の利点をアピールする。

先生がふと、口数の少ない葛西さんに尋ねる。「葛西さん、食事はどうしているんですか」「食べたり、食べなかったり」。力のない返事がかえってきた。「そんなねえ……」。つい今しがたまで名状しがたい威厳を放っていた葛西さんが急に寂しげに肩を落として答えた姿に、先生も困ったように笑みを浮かべるしかなかった。

病院に戻ってから、先生に葛西さんの印象を聞いてみた。

「三〇年間の独り暮らしってことは、筋金入りだからね。本人のペースを崩すようなかかわり方はしないほうがいいと思っている。むしろ、本人がこうしたいけど、思うようにいかないということに対して、何かできることがあれば寄り添っていく。そういうスタンスでいこうかと。今いちばんつらいのは腰の痛みのようなので、それが少しでも軽くなるように薬を処方したんです」

さらに少し突っ込んで尋ねてみた。

「先生からご覧になって、葛西さんが大切にしていることは何だと思われますか」

「ちょっとまだ、わからないね。何を大事にしているかはわからないけど、他人に依存しないで生きてゆくという意志はすごくはっきりしている。依存せずに、自分でできることを思いどおりにやろうとしている」

私は一筋縄ではいかない人だと感じたが、自分の生き方を貫こうとする気持ちが強い独立独歩の人なのかもしれない。

「それなりに苦労してまでなぜそうするのかは、ちょっとわからない。だけど、言われるがままに支援を受け入れる人ではないことは伝わってきた。そういうところ、ケアマネの飯島さんはよくわかっているんじゃないかな。葛西さんと飯島さんを見ていると、相互信頼があってこそ、ですね」

なるほど、患者とケアマネの相互信頼があればあるほど、良質なケアができるということなのだ。これに関しては、葛西さんと飯島さんの世代が近いというところにも利点があるように思えた。飯島さんは、何かを頭ごなしに言うことはない。うまい具合に先生を介して物事を進めていく。効率的とは言えないかもしれないが、それが葛西さんの気持ちに合っていることは間違いないようだ。

堀越先生にとって葛西さんは、いま診ている患者さんのなかで「最も難しい患者さんの一人」だという。理由は、何を大事にしているのかわからないということと、先生の専門ではない心臓病というデリケートな疾患を抱えていることらしい。説明を聞きながら、葛西さんが今後どのように在宅療養に臨んでいくのか。その先を見届けたいという気持ちが高まった。

体調の変化

葛西さんの二回目の訪問診療は、六日後の一一月一六日となった。

きちんと身づくろいした葛西さんは、この日も私たちが来るのを座椅子に腰掛けて待っていた。違うのは、もう飯島さんの付き添いがないことだ。ひとたび訪問診療医につなぐと、ケアマネは何か困ったことや異変が起きた場合でない限り、訪問診療には立ち会わない。

この日は葛西さんの体の状態を知るために採血などが行われた。堀越先生は胸の音を聴いたあと、「ちょっと悪いけど、背中の音も聴かせてね」と、丁寧に心音を調べようとする。葛西さんは自慢の電動昇降座椅子を操作し、座面を少し高くして先生が背中を聴診しやすいように、上体を前に倒した。「アカだらけかもしれません」。申しわけなさそうな口ぶりで断りながら聴診してもらう葛西さんだが、表情はうれしそうだった。

聴診器をはずした先生に向かって、葛西さんが「こんなによく診察してもらったことはないです」と言った。今まで通っていた病院ではものの数分で診察が終わっていたらしい。先生は、病院ではレントゲンを撮って心臓を診ているからと、彼らの事情も考慮して返答した。

それを聞いた葛西さんが再び口を開く。「レントゲンって、行くたびに撮らなきゃいけないのでしょうか。結果も聞いていないんですが」。あれだけ通院を希望していたのに、これまでの不満を語り始めた。先生は、曖昧にすることなく葛西さんの不満にきちんと答える。

「行くたびに撮らなくても大丈夫よ。レントゲンを撮る代わりに、私が心音を聴かせてもらっているから。必要な場合はレントゲンの撮影を病院側にお願いしますけど、しばらくは大丈夫です」

「そうですか。よろしくお願いします」。葛西さんは安心したようだった。

ちょっとこっちも診させてくださいと言いながら、先生は葛西さんのお腹をゆっくりと触診し始めた。便の具合を聞かれた葛西さんが答える。「毎日出ていますけど。いっぺんには出ないで、夜中に出ることもあるし、時々は朝に出たり」

便通を改善する薬はのんでいないと言うが、「全然のまなくて出ているのなら、いいかな」という先生の言葉を聞いて、安堵の表情を浮かべている。睡眠に関する質問にも「おかげさまで、このごろは眠れるようになりました」と即答する。

質問に対して的確に自分の症状を伝えていく葛西さん。九五歳とは思えないほど明晰な応答ぶりが印象的だ。今度は先生が雑談のような感じで葛西さんに問いかけた。

「ベッドは、そんなふうにちょっと上げていると楽なわけ？」

葛西さんのベッドは、頭のほうが少しだけ高くなっていた。

「はい。目がさめたときにちょっと上げるんです」

先生は関心した表情を見せた。「自分でやってるわけね、しっかりしてるね」やはり九五歳とは思えないほどしっかりしている。介護が必要とはいえ、頼もしいおばあさんだ。

次の訪問診療は一二日後の一一月二八日だった。このころになると寒さがだいぶ厳しくなってきた。しかも曇りの日が多く、何となくどんよりとした空気が流れている。

アパートの部屋に入ると、葛西さんは自慢の電動昇降座椅子ではなくベッドに横になっていた。先生が来たというのでゆっくり起き上がったものの、髪はボサボサで生気がない。前回までのきりりとした眼差しではなく、どこかうつろな感じがした。

そのうつろな眼差しを珍しく私のほうに向けて言った。「また、写真を撮るんですか」

今まではカメラを向けても、いつもきちんとした姿勢で秘めたる自信がうかがわれたが、この日はそのたたずまいが感じられない。どこか自信なさげで、とても弱々しい印象がした。

「カメラが嫌でしたら、止めますが」と声をかけると、「なるべく顔を大写しにしないで」と言う。そこで私は、葛西さんから少し距離をおいたところに立つことにした。

堀越先生は私と葛西さんのやり取りをじっと聞いていたが、何事もなかったように、具合はどうですか、と質問を始めた。

「午前中ちょっと調子が悪いんです。時々、心臓がどきどきするんです。午後にはよくなりますけど」と答えた葛西さんだったが、両膝の痛みも訴える。「以前は外を掃き掃除したり、廊下を少しずつ歩いたりしていたけれど、最近はさっぱり歩いていません。元気がないんです」

食事に関しても「食べなさい食べなさい、と言われるから、まあなんとか」と曖昧だ。そして、こう付け足した。「家の人たちはみんな調子悪くて、なかなか来てもらえないんです」

先生の表情が少しだけ変わった。「娘さん、三人いるんだっけ？」

「はい。下の子はあんまりお付き合いしてないんですけどね」

どういうことなのだろう。だが先生はそれ以上質問を続けず、そのまま採血となった。

「もっとリハビリしたほうがいいんですか」と、葛西さんが質問する。

「立ち上がる練習ね。今より力をつけるというより、今より力を落とさないための練習は大事です」

そのやり取りを聞いていた看護師の藤吉さんが口を挟む。「お独りだと、このところ歩くのもちょっとね」。葛西さんは小さな声で「このところ、やる気がないの」と応じる。

実は、葛西さんはこれまで三回の転倒を経験していた。家の中はもとより、病院でも転んで大けがをしたという。

「杖がすべって、ペシャッとなっちゃって。血だらけになっちゃったの」。当時のことを振り返って、その転倒がひどかったことを繰り返し私たちに話す。

「かなり固いですものね、病院の床って。頭がなんともなくてよかったですね」。藤吉さんは、いつも患者さんに寄り添った言葉がけの達人だ。

葛西さんは最後に、いちばん聞きたかったであろう心臓のことを先生に相談した。

「心臓は、昨日今日じゃないからね。どきどきする感じはあると思うけど、出してもらってるお薬はのんでるんだよね」

「ずっとのんでます」

「今日、血液検査したから、胸がどきどきするのを抑えるお薬を考えてみますね」

「お願いします」。すがるような目で葛西さんは言った。

「まだ、一〇日分くらい薬があるでしょう」。先生が念を押すと「薬だけは忘れずにのんでいます」と、この日いちばん力強い答えが返ってきた。「でも、よくやっていますね。もう長い間、独りでやっているんでしょう」。先生が感心しながら言葉をかける。「もう、ずっと独りです」

葛西さんは、訪問診療を終えた堀越先生や私たちに、こう声をかけてきた。

「はあ、よかった、先生や皆さんにお会いできて」。だが、その声は心なしか弱々しかった。その様子に何かを感じたのだろうか。先生は藤吉さんに、訪問診療チームの緊急時連絡先を、これまで貼ってあった玄関の近くから、葛西さんの寝ているベッドサイドの壁に貼りなおすよう指示した。

訪問診療医の目配り

病院に戻ると、堀越先生は何よりも先に処方箋を準備する。薬剤師が待っていて、その処方箋にもとづいて薬を調合し患者に届けるからだ。薬の処方箋をコンピューターに打ち込み終わったところを見計らって、この日の葛西さんについて尋ねてみた。

「前回に比べると、だいぶ調子が下がっている。最初は初対面でいろんな意味でしっかりしようとしていたのに比べて、今回は飾ることなく素のままを出したということもあると思うけど。今まで独りでずっとやってこられたとはいえ、それも限界に近づいてきた気がする」

先生の意識はこの先のことに向けられているようだった。葛西さんのような高齢者を診る場合、その時々の状況への対応力を見極めることも重要なのだろう。

「そういう意味で、彼女が何を望んでいるのかを把握しないといけない。もっとも、望んでいることを全部実現できればいいけれど、そうはいかない。だから何を捨てるかが問題になるんだけど、それは痛みを伴う選択になる。僕らが代わりにこれを捨てよう、などと選んであげることはできないからね。そこはかなり難しい」

訪問診療医は、こんなことまで考えなくてはならないのか。小堀先生もそうだが、看取りをする医師は常に、残された時間をできるだけ穏やかなものにすることを考えている。そのため精神的な面を中心に、その人の人間性のいろいろな側面から患者の生活に目配りをしているようだ。先生の次の言葉までのわずかな間が、長く感じられた。

「これからは、できなくなることが一気に増えると思う。そういうとき、老人ホームに入れば環境的には安心だけど、無難であればいいというわけでもない。葛西さんが今まで一貫して、子供たちから一切支援を受けることなく自立してやってきたことの本質は何なのか。それをまだ見つけることができない。それがわかれば……」

葛西さんが独居にこだわる理由をつかめないと言う先生。だが、難しいのはそれだけではなかった。病状についても一筋縄ではいかないらしいのだ。

「葛西さんの体の中で起こっていることを伝えるとき、実際には大変微妙な言い方をしているんです。

本当はそれをできるだけ単純にして伝えてあげたいんだけど、なかなか難しい。心臓の具合が悪いから、うかつには触れられないところがある。そういう意味で葛西さんのケースはデリケート。前回の診察のときに葛西さん、『病院では毎回レントゲンを撮ってるけど大丈夫ですか』って聞いてきましたよね。病院がそうやって確認しなければならないほど心臓の具合が悪かったり、肺に胸水がたまっていたりしたわけです。ぎりぎりのところでなんとかバランスを取っている状態だから、少しでも崩れると、すぐ寝たきりになる。このあたりが本当に難しいですよね」

虚を衝《つ》かれた気がした。前回、葛西さんは見た目で元気そうだったから、そんなに難しい容態とは露ほども思わなかった。

「例えば薬の処方を少し変更したときに、その変更の影響がどんなふうにあらわれているのか、というのは専門の人にしかわからない。だから訪問薬剤師をお願いしたんですけどね。無難なのは、今のんでいる薬を処方していくこと。でも、それだと長続きはしないだろうから」

先生の答えを聞いて、私は思わず質問した。

「今、葛西さんはかなり無理をしているということですか」

「まあ、せいいっぱい頑張っていると言ったほうがいいかな。無理をしているかどうか。自分の思いを通すことができているか、と言い換えてもいいけど。ヘルパーさんが来て介助を受けながら食事をとり、トイレは自分で行く。こういう暮らしぶりは、まあぎりぎりかな。今日は着替えていたけど、起きてはいなかったよね。起きている必然性がなければベッドで横になっていたいということでしょう。今後どうしたいのか。本人に聞くのがいちばんいいけど、かわいそうだよね。暗に、もう独居を続けるのは無理かもしれないと言うことになってしまうから」

独り暮らしを続けていくには、葛西さんは限界の状態に近づいているようだった。だが、先生は葛西さんが何を大切にしたいのかをつかめていない。

「それがわからないと、何を諦めて何を取るのかの判断ができない。しかし葛西さん本人にそれを聞くのはかなり残酷だよなあ。そういうことですかね」

先生はそう言って、自らこの日のインタビューを締めくくった。

酸素吸入器

一二月に入った。葛西さんの状態は下降線をたどる一方だった。先生が診療に来ても、寝間着のままベッドの中にいた。

「どきどきしていたから、横になっていました」。申しわけなさそうに弁解する葛西さん。見ると、テーブルの上になみなみと水の入ったコップが置いてある。何だろうと思ったら、先生が確認した。

「この水は何？」

「夜、乾くから加湿のためです。捨ててちょうだい、悪いけど」

葛西さんが私のほうを向いて言った。

「捨てる？」先生が意外な顔をして聞き返した。「置いておいたほうがいいんじゃない、このごろわりと乾くから」。先生は、水の入ったそのコップを、棚の上に移動させた。ますます申しわけなさそうな顔をしながら、それでも横になったままの葛西さんだ。

「やっぱり、どきどきするの？」と先生が聞く。

「たまにね。なんともないときは、今日は珍しいって」。どきどきするのはたまに、と言いながら、なんともないときが続くのは珍しいという矛盾した答えだ。当たり前だが、葛西さんは自分の具合が下降線をたどっているのを認めたくないのだろう。先生との受け答えのなかに、それが読み取れた。

この日の当番となった看護師の藤吉さんが血圧を測る。心配そうに見つめていた葛西さんは、計測が終わるやいなや、「いくつですか」と聞いた。

「血圧はとてもいいですよ。上が一〇〇で下は六七」。葛西さんの表情に安堵の色が見えた。だがこの日も再び、自分の顔は大写しにしないでほしいと言う。取材を始めてから四回目の訪問診療に当たる今回、幸いにも葛西さんの腰の痛みはだいぶ軽くなっていたようだ。ただ、膝の痛みはまだ残っているらしい。

「なにしろ三回も転んだから。四か月くらいたつかしら。すごかったんだから」。前回も同じ話をしていた。本人にはそれだけショックな出来事だったのだろう。

「そうだ！　貼ってもらおう」。葛西さんが声を上げた。膝の貼り薬を貼り替えてもらおうというのだ。独り暮らしのため、普段は頼める人がいない。

「いつもはどうしているの？　ヘルパーさんにやってもらうの？」先生も気にしている。

「自分でやります。ヘルパーさんは一時間と決まっているので、すぐに時間がたってしまう。ヘルパーさんに悪いから頼みません」。葛西さんは他人に何かの「負担をかけること」「迷惑をかけること」を極端に嫌う人だ。もっと鎧を脱いだ生き方もあるはずだが、そうはしない。でも、そんな気持ちがあったからこそ三〇年間独り暮らしができたのだろうと考えると、何が正解なのか、またわからなくなる。

藤吉さんに貼り薬を替えてもらいながら、葛西さんはつぶやくようにこう言った。「ああ、よかった、やってもらえて。テープをはがすとき、膝が痛いのよ」

話しながら、訪問看護師からのメモを先生に渡した。訪問看護師は、定期的に患者のところに通い、必要に応じて、限られた範囲で医師の代わりに医療行為ができる。それゆえ、訪問診療医と訪問看護師の連携はとても重要だ。葛西さんは堀ノ内病院の訪問看護師ではなく、別の訪問看護ステーションの看護師たちに世話になっていたので、堀越先生と看護師たちとのコミュニケーションは、なおさら重要になる。

メモには次のような内容が書かれていた。「以前より、胸部不快感の増強。労作時の呼吸苦が目立ちます。バイタルサイン（血圧・体温・脈拍など）には大きな変動は認めておりません。しかし、下肢の浮腫はかなり増えており、状態が少し変化している印象です。尿は一日七、八回出ているとのことですが、一度、評価していただけると幸いです」

やはり、訪問看護師も葛西さんの容態の変化に気付いていた。先生は、黙ってそのメモに目を通すと、藤吉さんに採血の準備をするように伝えた。腕を出してもらうため少し体を動かしただけで、葛西さんの息が荒くなった。

「動悸がする。ちょっと動くと、どきどきしてしまう」。胸に手を当てて荒い息遣いをしながら、いつになく気弱な様子で葛西さんが訴えてきた。それを受けて、先生が噛んで含めるように説明する。

「ちょっと動いてどきどきしちゃうのは心臓のせいなんだけれど。心臓の働きのなかで大事なのは、体内に酸素を送ることや、脳などの大切な臓器に酸素を送ることです。葛西さんの心臓のポンプは完全ではないから十分に酸素が行き届かないことがあって、そうするとしんどい。それでどきどきしちゃうんです。だから酸素を始めたほうがいい。動いたあとに酸素を吸うと、苦しい時間が少なくてすむから」

説明に出た「酸素」とは、酸素吸入器から供給される酸素のことである。呼吸機能が低下している場合などに呼吸を補助するため、在宅医療用の酸素吸入器がある。

「酸素を吸うと楽になります。肌身離さず四六時中っていうわけではなくてね。でも酸素を吸うと心臓の衰えを補助してくれて、体内にしっかり酸素が入るので、薬をのむよりも楽になると思います。葛西さんがＯＫと言ったら、僕はお願いしておきますよ。たぶん明日には持って来てくれる。いいですか」

先生は、酸素吸入器を使うことで得られる効果をしっかり伝えたあと、それでも実際に使うか使わないかの判断は患者に委ねる。必ずその意思を確認してから行動する。

葛西さんは、すんなりと「お願いします」と言った。

「寝ているときは呼吸が浅くなるから、つけっぱなしにしておくといい。そうすれば楽になるかもしれない。トイレに行ったあとやご飯を食べたあとにも、しっかり吸うといいでしょう」

葛西さんは、ありがたそうに説明を聞いている。「じゃあ、頼んでおきますから」と先生が言うと、意外にも葛西さんが「先生、心臓のお薬もお願いします」と返した。これまで葛西さんのほうから心臓の薬をリクエストしてきたことはなかった。よほど不安なのだろう。

「特効薬はないけど、今みたいな貼り薬で新しいのができたから試してみて。効く人には効くので」

葛西さんは相変わらず胸に手を当てて、ハアハアと息をしながら、すがるような目をして説明に耳を傾けている。「それじゃあ、二週間後にね」と言って、堀越先生は葛西さんの手を握った。

その手の温もりのせいか、気丈な葛西さんが涙声になって言った。「先生、来てくださって安心しました」。ずっと堪えていた、張り詰めた糸が一瞬にして緩んだときの言葉だった。それを感じ取ったのか、先生はこう言い残してアパートを出た。「つらいときは我慢しないで、電話してくださいね」

入院拒否

しかしその翌日、年の瀬の一二月二九日に思わぬことが起きた。葛西さんのヘルパーから直接病院に電話が入ったのだ。腰が痛いと苦しがっているので至急、診察してほしいとの依頼だった。

堀越先生は看護師の久保田さんを引き連れてアパートへ急いだ。部屋に入ると葛西さんは案の定、寝込んでいた。

「昨日、ものを取ろうとしたらゴキッとやっちゃって」。ベッドに横になったまま、椅子のひじ掛けに掛けてあるバッグを取ろうとした瞬間、腰を痛めてしまったというのだ。葛西さんは緊急の往診を頼んだことを謝りながら、酸素吸入器が効いていることを盛んに強調していた。

「ごめんなさいね。でも、酸素を吸い始めて心臓はすごく楽になって。なのに今度は余計なことやっちゃった。でも、心臓は楽になりました」

そう言うやいなや、次の瞬間「痛い！」と悲鳴に近い声を出し、両手で顔を覆った。痛みがとても強いらしく、見るからに苦しそうだ。先生は、膝のために出している痛み止めの貼り薬を応急的に腰に使った。

いつも部屋の床に置いてある黒電話がベッドの枕元に移動していることに気付いた私は、それをカメラに収めた。誰かとつながっていたい――葛西さんの心の叫びを聞いたような気がした。

手当てをしながら先生が話しかける。

「注射の痛み止めもあるけれど、深く眠ってしまうので、飲み薬のほうが安全。独り暮らしの人が、そのまま何も飲まず食べずで眠ってしまうのは危険だからね」

この日の夕方、ヘルパーは来ない。注射を打つとそのまま眠ってしまう可能性があり、水も飲まなくなると危険だ。看病をする人がいない独り暮らしの弱点は、こんな場合に顕在化する。先生は注射ではなく痛み止めの薬を処方することにして、看護師の久保田さんがあとで薬を届けることになった。

葛西さんは、いま食事をするなんて考えられないと言ったが、久保田さんから、落ち着いたら食べるようにと諭された。久保田さんも葛西さんの体力が落ちているのが気がかりなのだろう。少し前に先生が口にしたひと言が頭をよぎる。「これからは、できなくなることが一気に増えると思う」――やはり、そうなのだ。高齢になればなるほど、ちょっとした不具合が全身の状態に影響する。

先生は気遣うように言葉をかけて、診察を終えた。

「あまり体を動かさないようにして、お薬が届くまで横になっていてくださいね」

私たちは車に乗り込むと、急いで病院に向かった。

「独り暮らしだから、かわいそうだよねえ。ちょうど酸素吸入器が入ってよかった。痛くて呼吸もままならなかったら、本当に大変だから」

思わぬ事態ではあったが、先生は酸素吸入器の早めの導入が功を奏したことに安堵していた。一方で久保田さんは、大晦日以降ヘルパーが来られなくなることを心配している。通常、年末年始は介護の手がなくなってしまうため、家族や親族などにみてもらわなければならない。

病院に到着すると先生は急いで処方箋をつくり、その後、薬の準備ができたころに久保田さんが薬局に薬を受け取りに行く。私は、久保田さんに同行した。葛西さんに薬を届ける道中、久保田さんは運転しながら問わず語りに話し始めた。

「薬をのんでから、どれくらいで効果があらわれるかですよね。痛がっている間は、私たちも病院には帰れない。ヘルパーさんが入ってくれたらいいけど、明日まで入らないし。大体、独り暮らしで一日一回しかヘルパーさんが入らないというのは少ないですよ。本来だったら二回、三回入っています。あの方がしっかりしているので、いつもならそれでいいのかもしれないけれど、こういう場合には困ります。訪問薬剤師も予定を組んで入れているから、急な対応はしにくいんです。ましてや暮れで忙しい時期。葛西さんが年末年始を穏やかに過ごせればいいんですが」

アパートに着くと、久保田さんと私は薬袋を持って階段を駆け上がり、部屋へと急いだ。ドアの鍵はかかっていなかった。私たちが退出したあと、おそらく葛西さんは一歩も動いていないのだ。痛みで七転八倒しているかもしれないと恐れていたが、先ほどよりは少し落ち着いた状態で横になっていた。応急処置の貼り薬が効いているらしい。それでも痛みが消えているわけではなかった。

「さっきよりはよくなりました。でもやっぱり動くと痛い」。戻ってきた私たちの姿を認めて、少し安心したような表情で言った。久保田さんが「とりあえず一錠のんでおこうか」と言って、持参した痛み止めの薬を葛西さんに手渡そうとした。だが、起き上がって薬をのもうとした瞬間、「痛い！」と悲鳴が上がった。「痛がる前にこれをのんじゃおう。のまないと入院になりますよ」。促すようにそう言いながら、久保田さんは手のひらに乗せた薬を葛西さんの口元に近づける。

葛西さんは宣言でもするように「入院は絶対に嫌！」と言い放ち、錠剤をするりと吸い込むと、差し出された水を勢いよく飲んだ。最初に会った際のあのかくしゃくとした姿とは打って変わった様子だった。

こんな状態になっても入院を拒む葛西さん。なぜそこまで病院を嫌うのか、聞いてみた。

「だって、入院してしまうと寝たきりにさせられる。それに、痛い痛いと声に出して言えないし、なんたって人に気を遣うのが嫌なの」

葛西さんらしい答えだった。やはり並大抵の独居者ではない。暮らしのすべてを自分でコントロールしてきた三〇年間が、体や精神の奥深くまで沁み込んでいるのだろう。独り暮らしは寂しかろうとか不安だろうなどというのは、所詮、他人事と思っている者の勝手な決めつけなのかもしれない。

葛西さんは九五歳になる今日まで、長いあいだ独りで生きてきた。ときには孤独を感じたり不安に苛まれたりすることもあったかもしれない。しかし独りであることの自由を満喫したり、自分の思いどおりに暮らしをつくったりする満足感もあったはずだ。そんな葛西さんには、入院するということが、体だけではなく心の自由も奪われるように感じられるのかもしれない。

孤高の人の涙

私がそんな想像を巡らせていると、久保田さんが薬についての注意点を矢継ぎ早に説明し始めた。

「痛み止めの薬をのんだので、貼り薬はやめましょう。この薬は一日三回までのんでも大丈夫。逆に、痛くなかったらのむ必要はありません。年末年始のお休みがあるから、一〇日分出しておきました」

次に私たちが心配したのは食事のことだった。葛西さんがこのままベッドに横になったきり、食事をしないのではないかという恐れだ。葛西さんによると、食事はヘルパーや友達が持ってきてくれる出来合いのものを食べているのだが、それが嫌になっているそうだ。とはいえ、たまに台所に立ってみても胸が痛くなって続かないという。

とっさに、私たちが食べ物を準備しておいたらどうかと提案してみた。取材者というより、久保田さんの同僚の気分になっていた。私はカメラを置いて、久保田さんと一緒に葛西さんの食事の準備をした。準備といっても何をするわけでもない。冷蔵庫に筑前煮があるので、それをお皿に乗せて机の上に置いてくれればいいと言う。

その間にも時折、「痛い！」という葛西さんの唸り声が上がる。久保田さんは、そんな葛西さんにずっと話しかけている。「今日と明日はしょうがない、闘わなければ」。そう言うと、葛西さんは「明日も？」と苦しそうな顔で聞き返す。「そう。だから一日三回、痛み止めの薬をのむのがいいかも」

その言葉を聞いた葛西さんは、こんなことを言い始めた。

「誰もいなかったら死んだほうがいいわ。お産よりつらい。お産は子供がいたからいいけど、今回は背中じゅうが痛い。心臓のほうがきつかったのに。ちょっと手を出して物を取ろうとしたら、グキッとやっちゃった」。自分の行動を悔やんでも悔やみきれない葛西さん。それにしても、お産の痛さを引き合いに出すとは驚きだった。

「こう痛いと死んだほうがいい。涙流したいけど、そうしないようにしているの。それより、なんで注射してくれないのよ！」この様子だと、まだ痛み止めの薬は効いていないようだ。

「注射を打つと眠っちゃうから。時間のリズムが狂っちゃうでしょう。それに、ご飯食べてないし」

「今は食べたくない！」

久保田さんは、決め台詞を口にした。「そんなこと言ったら、入院になっちゃうよ！」

「え！　それだけは嫌」。しばらく「食べたくない」「入院になっちゃう」の押し問答が続いた。

他にも心配事がある。これから年末年始になるということだ。

「長女さんや次女さんは、来てくれますか」。久保田さんがそう尋ねると、意外な答えが返ってきた。

「私のほうで断っています。娘たちも胸が悪かったり膝が悪かったりして、階段を上りにくいからね。だから来なくていいって断っているの。だって、あの人たちがひっくり返ったら困るし」。娘さんたちもいろいろと健康に問題を抱えているらしい。だから自分のことで彼女たちに迷惑をかけたくないと言うのだ。その思いは、頑なすぎるほど、頑なだった。

そして、ついに私たちにも「もう、皆さんにご迷惑をかけるからお帰りになって」と言い出した。久保田さんが説得する。

「いえ、薬が効いたのを確認してから帰りたいの。だからあと三〇分はいます。いいですか」

「いる、いないが嫌なのではなく、迷惑をかけるのが嫌なの！」

まとっていた鎧が少しずつ外れ、本音を語り始めた。

「一時は私もどこかで死のうかと思いました。このままではすぐには死ねないし、どうしたらいいかと、独りだと余計なことを考えちゃう。何回も考えたことあるんです」

初めて語った〝九〇歳を超えての独り暮らしの本音〟だ。

葛西さんの言葉を受けて久保田さんが返す。「そういうときはケアマネの飯島さんに相談してくださっても、堀越先生に言ってもらってもいいのよ。そういうことを考え出すと止まらなくなるから」。

そう言葉をかけて久保田さんは九五歳の背中をさすった。気が付けば私も一緒に背中をさすっていた。

「ありがたいですよ、こうやってついていてくれて。普通だったら、はいご苦労さんと言ってみんな帰っちゃうけど。すみませんねえ」

「自分がそうされたいから、こうしているの」。葛西さんの言葉に応じて久保田さんが口を開く。

「昔の人は、自分がやったことは、あとで返ってくるって言うんですよね。よくそういうことを皆さんから聞くから」

私はつくづく、在宅医療にかかわる人たちを通して素晴らしい人生勉強をさせてもらっていると感じた。

年末年始は正月四日までヘルパーが来ない。久保田さんは長女の和美さんに電話して翌日来てもらう約束を取り付け、それを葛西さんに伝えた。しかし、葛西さんは和美さんが来るのを断ると言う。

「だめだよ、断っちゃ。今は断っちゃだめです！」久保田さんの説得にも耳を貸そうとしない。にもかかわらず「死んでもいいから、入院は嫌だ」と言う。まるで子供に返ってしまったかのようだ。

「でも市とか国は、そうはさせないの。本人がそう思っていても無理なの。だから、ちゃんと食べて、薬をのんでくださいね。葛西さん次第で入院になっちゃうかもって、さっき先生が言ってましたよ」

そう告げると、再び大声で嫌だと言う。「だから、一口でもいいから食べて」。しばらくそんなやり取りをしているうちに、だんだん薬が効いて葛西さんの状態がよくなってきた。そこで、ようやく私と久保田さんは帰ることにした。

その場を離れようと立ち上がると、葛西さんが、思いもよらないひと言をかけてきた。

「もう帰らないで、って言いたくなっちゃう」

思わず体の動きを止めるほかなかった。一拍おいて「また来るからね」と言いながら私たちが背を向けようとした瞬間、葛西さんが泣いているのが見えた。

「いい先生にお会いしてよかったとお伝えください」

出ていこうとする私たちの背中に葛西さんの声が届く。振り向きながら久保田さんが返す。

「先生にもご自分の気持ちを伝えてくださいね」

涙を拭いたのだろうか。こんな言葉を返してくれた。

「また来て。私も頑張るから。ありがとうございました」

久保田さんと私は互いに目配せしながら車に乗り込んだ。あたりはすでに暗く、寒くなっていたが、温かな気持ちとともに病院に向けて出発した。

別離

一二月三〇日の夕刻、私は葛西さんが心配でアパートを訪ねてみた。

暗い部屋の中、葛西さんは独りベッドの中で唸っていた。それでも病院には入りたくないと言う。「寂しい」と漏らしながら、「でもしかたがない」と言う。そして「今年はお正月はなしだ」とつぶやいた。独居の高齢者は皆、こうなのだろうか。なんだかとてもやるせなかった。

新しい年がやってきた。堀ノ内病院の訪問診療は一月四日から始まった。小堀先生や堀越先生は、いつもと変わらない様子で淡々と診療に出かけて行った。

その日の午後、二人の先生が留守にしていた病院に葛西さんが救急車で運ばれてきた。どうやら体調が悪化して、ついに自分から病院に行くと希望したらしい。ストレッチャーにのせられてレントゲン室に入り、検査が始まった。傍らには和美さんが付き添っていた。

「もっと早くに入院させるべきでした」

腰の痛みを訴える葛西さんの声が、廊下にいても聞こえてくるほどだった。

検査が終わったころ病棟に様子を見に行った。目が合った葛西さんは、「ああ、これで安心した」

と言った。あれだけ入院を嫌がっていたが、病院に来てみたら安心できたのだろう。

入院してからの葛西さんはみるみる食欲が落ちていったというが、和美さんが時々持っていく煮物は口にしていた。ある日、和美さんに自分の靴を持ってきてほしいと頼んだという。いつか退院してアパートに帰りたいと、かすかに希望を抱いていたのかもしれない。

リウマチのため歩くことも困難な和美さんだったが、自宅から電車を乗り継ぎ献身的に病院に通っていた。しかし大雪となった二月一日の夜八時ごろ。ようやく自宅に戻ったまさにそのとき、病院から緊急を知らせる電話がかかってきた。急ぎ病院へ引き返したが、母の最期には間に合わなかった。葛西さんは病院で看護師に看取られ、九五年の生涯を終えた。入院してから、わずか一か月後のことだった。

後日、和美さんは「一か月で逝ってくれて、いわば子孝行でした。長引いたら私もまいってしまったかもしれない」と語った。

「お母さまのことで何か印象深いことはありますか」と聞くと、独り暮らしをしていたアパートに訪ねて行くと、いつもドアから首だけを出して私が到着するのを待っていた、その母の姿だと答えてくれた。自分のアパートは階段が急で危ないからと、娘さんたちが訪ねてくることを頑なに拒んでいた葛西さんだったが、本当は訪問が待ち遠しくてしかたなかったのだろう。

子供たちのことを思い続けた葛西さんの、独居の果ての最期だった。

松木久恵さんのケース

68歳の娘が96歳の独居の母親を看取る

独居の九六歳

緊急の連絡が入ってきたのは、二〇一七年一一月二七日、晩秋の快晴の朝だった。堀ノ内病院の訪問看護ステーション「みどり」の訪問看護師が、訪問診療チームの部屋に走り込んできた。何かが起こりそうな気配に、私は近くに置いたカメラを手に取って撮影を始めた。

「昨日ショートステイから帰ってきたら、動きませんと……」。看護師の江田恵美さんが、ちょっと心配そうな面持ちで報告する。

「昨日から?」

「はい。右手が麻痺していたらしいんです。ショートステイ先で計測したバイタル(血圧・体温・脈拍など)は普段どおりで、おやつまで食べていたそうです。でも今日は、お茶は飲めたけど食事はしていないそうで。たぶん脳梗塞の症状が出ているのではないかと」

江田さんは手短に症状を説明し、自分の見立てまで堀越先生に報告している。日ごろから緊密にコミュニケーションをとっていることや、医師と看護師の間に信頼関係が培われていることが、見ていてもわかる。一つの病院の中に訪問診療チームと看護師チームが同居している強みだろう。

江田さんの報告を受けた堀越先生は首に聴診器をかけ、診察に出かける支度を始めた。同行する看護師の藤吉さんが患者のカルテを手早く用意して鞄に詰めた。二人は、部屋にいた小堀先生に「行ってきます」と一声かけて足早に出て行く。私もすぐに二人のあとを追いかけた。

患者さんの家は病院から車で五分ほどのところにあった。昔ながらの和菓子店や喫茶店、居酒屋が数軒並ぶ路地裏。その奥まったところに、ひっそりと建つ二階建ての比較的大きめの古家だった。がらがらと玄関の引き戸を開けて中に入る。先生は勝手知ったる様子で室内に足を踏み入れる。どうやら、日ごろから診ている患者のようだ。

「失礼しますよ」。靴を脱いで畳の部屋に入ったところに白髪の女性が現れた。

「先生、ありがとうございます」。患者の娘、中村孝子さん（六八歳）だ。孝子さんが心配そうに見つめる視線の先、ベッドに横たわっている患者さんが、母の松木久恵さん（九六歳）である。

先生はまず孝子さんに聞き始めた。「昨日、ショートステイから何時ごろに帰ってきたの？」

「帰ってきたのですか、三時半から三時四五分ごろでしょうか」

「帰ってきてから、異変に気付いたんですね」

「そうです。そのとき車椅子の中ですでに体がこういう感じに斜めになっていたんです。それで、

『お母さん、ちょっと座り方が悪いね』って言って直したんだけど、やっぱり傾いちゃう。それから、お茶を飲まそうと思って、湯飲みを渡したんです。ところが少したってから音がしたので来てみたら、湯飲みを落としていまして。『お母さん何やってんの』と言いながら濡れたところを拭いたら、どうも右手が利かないような感じがしたんです」

孝子さんの報告を聞いた先生は、「でも話はしていたの?」と尋ねた。

「いや、やっぱり無口でしたね。ただ、ベッドに横になってからは、聞いてもいないのにわけのわからないことをぺらぺら喋っていました。きちんとした感じじゃなくて、つじつまが合わない内容で」

「ああ、はいはい」

そこまで聞くと先生はすっくと立ち上がって、ベッドの横に移動した。ある程度の見立てができたのだろう。膝をつき、横になっている松木さんに顔を近づけて呼びかける。

「松木さん、わかる? わからないかな。なんか、ちょっと顔が変わったみたいだね」

松木さんはベッドの柵を左手で握ったまま、うっすらと目をあけて遠くを見つめている。ただ、わずかばかりだが先生の問いかけに反応した。

そのとき、どこからか聞き覚えのあるような声がした。

「さっきね、手を握ってと言ったら、握ったんですよ」。声のほうを見ると、ジャケットを着た体格のいい女性が立っている。堀ノ内病院の最年長ケアマネ相模直子さん(七九歳)だ。一〇年以上にわたって松木久恵さんの世話をしている。元看護師の経歴をもつ相模さんは、これまでのべ五〇〇〇人にものぼる人たちをケアし、さまざまな看取りのケースを経験してきたベテランの中のベテランだ。

「聞こえてるよね。ぎゅっと握ってみて」。先生は自分の手を松木さんの左手につかませた。「そう、そう」。わずかだが、先生の手が握り返されているのがわかる。

今度は右手で試そうとしたが、まったく動かない。「こっちはだめなんだ」。先生は、背中やお腹に丁寧に聴診器を当てて音を聴いた。

相模さんはまるで家族のように松木さんの様子を見守っている。以前、小堀先生が「仕事のできるケアマネさんは、特に患者さんに何かあったときなど、訪問診療医が到着すると、どこからともなく現れて診療に立ち会うんだよ」と言っていたが、まさに相模さんはそんなタイプだった。

「松木さん、大丈夫？　大丈夫？」相模さんが松木さんに声をかける。続けて、孝子さんにも声をかけた。「あなた偉いわね、慌てず落ち着いて対応して」

相模さんは十数年にわたり松木さんを受け持ち、その老いていく道筋に寄り添いながらともに過ごしてきた。その間、最期はどんな迎え方をしたいかという話を、松木さん本人と家族を交えて話し合ってきた。だから、孝子さんはお母さんに異変が起きたとき、救急車ではなく訪問看護ステーションに電話をしたのだった。

採血や眼球のチェックを済ませ、ひととおり診察を終えた先生が説明する。

「今の血圧とか脈はいつもどおりで異常はありません。胸の音もしっかりしている。右手に力が入らないとか反応が鈍いとかいうことから考えると、いわゆる脳卒中だろうと思います」

孝子さんは、「脳梗塞でなくて、脳卒中を起こしているんですか」と聞いた。

「脳卒中というのは、脳梗塞や脳出血などのことですが、要するに脳の血流が阻害されて起きます。

その範囲や程度などはすぐにはわからない。範囲が広ければさっき言った血圧とかに影響するけれど、今は命にかかわるというほど深刻ではないです」

先生の答えを聞いて一安心したのか、次に孝子さんが心配したのは食事のことだった。

「じゃあ結局、食事がとれなくても別に……」

先生は孝子さんとの会話のなかで、昨日ショートステイ先で松木さんが食事を全部食べていたことや、それまではとても元気で、体重測定が気になるくらいよく食べていたことなどを確認していた。

「今すぐどうということはないけれど、しばらく様子を見て、食事がとれそうになければ当面は最低限の水分とビタミンなどはおうちの点滴で。その先どうするかは、もうちょっと様子を見てから相談しましょう。まあ、娘さんとお母さんでどういうふうにやっていけるかという問題もあるし。ちょっと相模さんと相談していただければ」

先生は孝子さんに返事をしながら、心配そうな顔をしている相模さんにも声をかけた。

「大急ぎですべきことはないので、またちょっと午後にでも相談しましょうか」

先生と看護師の藤吉さんが玄関まで出ていくと、相模さんが孝子さんと並んで、まるで家族のように先生に深々とお辞儀をしていた。

病院に戻る車中、先生がぽつりと言った。

「独居なんだよね」

最初は何のことを言っているのかわからなかったが、看護師の藤吉さんが助け船を出してくれた。

「通いなんですよ、あの娘さん」

娘の中村孝子さんには夫と子供がおり、母親の松木さんが住む家から自転車で十五分ほどのところに住んでいるらしい。毎日朝夕の二回、自転車で自宅から実家へ通っているというのだ。

昨日、母親が倒れたあとも孝子さんはいったん自宅に戻り、今朝また堀越先生たち訪問診療チームが到着する前に実家に来ていた。実は、孝子さんの夫が脳梗塞で、そちらの介護もしなければならないという事情があるからだった。

「だから、これからお母さんの介護をどうするかは、大きな問題なんですよ」

孝子さんの置かれた状況に、思わずため息をつかずにはいられなかった。病院に戻ってきた堀越先生は、午後になると相模さんと相談を始めていた。

「デイサービスはああいう状態では難しい。ショートステイ先があずかってくれるかどうか、私が交渉しようと思っています。娘さんの体調も考えないといけませんし。使えるならショートステイを使って、と娘さんには言っておきました」

長丁場も想定される松木さんの介護を、これからどういう態勢で行えばいいかの相談だった。それにしても脳卒中の患者を受け入れてくれるショートステイ先はあるのだろうか。

相模さんの交渉が難しいものになるであろうことは誰もがわかっていた。さらなる心配事もあった。

「あのまま食べられなくなったら、どうすればいいんでしょうか」。相模さんの心配は当然のことだ。

「点滴してあげたほうがいいね。栄養をとるために鼻から管を入れるのはかわいそうだから。点滴だったらさほど苦しくないし、簡単でいい」

先生はその後、松木さんのカルテをじっと読み込み、何かを考えているようだった。

最年長ケアマネの金言

その日の夕方、仕事が一段落ついた相模さんにケアマネの仕事について聞いてみた。

在宅医療におけるケアマネの仕事をひと言でいうと「介護現場の調整役」なのだが、その内容は実に多岐にわたっている。患者や家族と話し合いながら最適なケアプランをつくる。同時に、利用者と各業者の橋渡し役となり、作成したプランがきちんと実行できているかをチェックするのも仕事だ。さらには、介護保険を利用し、その保険がカバーする範囲で希望の介護をいかに金銭的負担の少ない形で実現するか、その「やりくり」もケアマネの腕のみせどころである。

小堀先生によれば「介護と医療を結びつける司令塔」の役割ということになる。私はまず、堀越先生や小堀先生のような訪問診療医と仕事をしていく上で何がいちばん大事なのかを聞いてみた。相模さんの答えは、シンプルなものだった。

「患者さんの思いを正しく先生に伝えることです。患者さんが先生に伝えにくいことも含めて、私たちに話してくれることを伝えるのが役割だと思うんです。だから、患者さんと信頼関係を結んでいくのがとても大事です。そのため常にコミュニケーションをとっています。事務的で四角四面なのはだめ。まわりに言わせると私はかかわり過ぎらしいんですが、何でも言える関係を築くのは大切だと思っています。ケアマネの仕事って、制度やら何やらさまざまなことに縛られていますけど、どうしてもそこからはみ出してしまいますね。どこまでがケアマネの仕事かと聞かれてもわからないんです。

特に〝医療と介護の連携〟を考えると、今までのケアマネの仕事の枠を飛び越えなければできない、と私は考えています」

相模さんらしい答えだ。今かかわっている松木さんのケースについても聞いてみた。

「介護で重要なことは、保険のお金だけに頼らずに、できる限り社会資源を使うことです。社会資源というのは身内とか無償のボランティア。だけど無償のボランティアは安定的ではない。そうするとどうしても家族を頼ることになります。松木さんの場合は娘の孝子さんの役割がそれ。大事な社会資源です」

相模さんの話では、最初は孝子さんも今ほど深く松木さんの介護にかかわっていなかったという。では、どうやって彼女をその気にさせたのだろう。

「デイサービスや訪問介護の担当者たちが松木さんの独居生活を支えている状況を、実際に見てもらったんです。同様に、訪問診療の先生や看護師がすることを身近に感じてもらうと、ご自身もお母さんの介護に積極的になってきて。その上で、『あなたがいないと計画はきちんと実行できない。公的なサービスや私だけで支えていくものではなくて、あなたの協力があることでお母さんの安全が保たれる』と彼女に説明しました。と同時に、最期に息を引き取る瞬間に立ち会えなくても、それまでにかかわっていることで十分なんだ、ということもお話ししました」

「最期の瞬間に立ち会わなくてもいい」という相模さんの考えについて、詳しく聞いてみた。

「松木さんのような独り暮らしの人の場合、その瞬間、誰にも看取られずに旅立っていく場合も少なくありません。それでも、本人が住み慣れた所にいたいという気持ちを尊重してあげることはとても大事です。息を引き取るときに誰かが立ち会っていなくても、それまでに深いかかわりをもっていればいいのだと私は思います。最期に至るまでの過程こそが大切だということです」

独居の人の場合、最期が近づいたからといって誰かが二四時間付きっきりでいられるという状況は少ないだろう。最期の瞬間に一緒にいられるかどうかはわからないのだ。だからこそ相模さんは、たとえその瞬間に立ち会えなくても、患者が命を終《しま》うまでの時間に家族がどうかかわり、どう過ごすのか、そこがいちばん大事なのだと言う。在宅で最期を迎えるということに関して、相模さんのこの考え方にはとても共感できるものがある。

倒れてから三日目の一一月三〇日。松木さんは小康状態を保っていた。ケアマネの相模さんと堀越先生が訪問診療チームの部屋で話し合う姿を見かけた私は、カメラを回しながら近づいた。

「先生のお話のとおり、ＣＴ（コンピューター断層撮影）で画像を撮ったらもっと詳しいことがわかりますよと伝えたら、治療する必要はないと娘さんから言われました。このまま亡くなったとしても子供たち全員、納得していますからという話でした」

堀越先生は、脳卒中の詳しい状況を知るためにＣＴ検査を受けることを、相模さんを通して孝子さんに提案していた。その答えが返ってきたのだ。

「娘さんも長い間お母さんをみているから、その気持ちを尊重するのは大事ですね。強く勧めてこうしたほうがいいよというのではなくてね。まあでも直接会って、お話しして確認するのも大切なことですから」。しかし、その日の午後から堀越先生は出張で沖縄に向かった。あとを託されたのは、ベテランの小堀先生だった。

小堀先生の代診

月が変わって一二月五日。堀越先生に代わり小堀先生が訪問診療に出向く日だ。同行する看護師は久保田さん。小堀先生の運転する車の助手席で道案内をしながら、松木さんに関する情報を手短に伝えている。「松木さんをいちばんよくみているのは娘さんです」

「以前、外来で通えなくなったというのを聞いたけれど……。ところで相模さんが来るって言ってたけど、僕たちが向かっていることを彼女に連絡しなくていいの？」

相模さんが松木さんのケアマネを長年務めていることは、堀ノ内病院の訪問診療チームの誰もが知っていることだった。

「もう松木さんの家に行っているようです。訪問診療が入るときには、相模さんはいつも診察に立ち会ってくれるんです。それに相模さん、娘さんともとても仲がいいんですよ」

「本人は意識ないの？」

「あんまりないみたいです。わかっているような、いないような、正確には把握できない状態です。手を握ると握り返してくれますが。倒れる前までは意識があったそうです。ご飯もどんぶり一杯食べていたとかで、食欲旺盛でお元気だったようです」

家の前に到着すると、相模さんのバイクが停めてあった。

「これ、どうやってUターンするのよ」

路地の突き当たりまで来て、帰るときのことを心配している小堀先生。

「そこはうまくやってくださいよ」

いつも肝っ玉の久保田さんが、笑いながら返す。

「だいたい、他人の家の敷地に入ってUターンするのは気が引けますからね」

言いわけなのだろうか、そう言うと何事もなかったかのように路上に駐車し、トランクからカルテといつもの折り畳み椅子を取り出して小脇に抱え、松木家に入っていく。

「こんにちは、どうも」。挨拶に反応して、またもや相模さんが現れた。

「よろしくお願いします。あら、小堀先生がいらしてくださるとは」。そう言いながら満面の笑顔で出迎える。先生はどこか照れ臭そうにして、「いやいや」と曖昧な返事をする。

「先生、スリッパ履いてください」。相模さんはまるで自分の家であるかのように言う。

「僕ね、こういう立派なスリッパだとつまずくんだよ」

八〇歳の医師と、七九歳のケアマネ。長年コンビを組んで地域の高齢者を支えてきた。

部屋の奥から、患者の娘である孝子さんが現れた。

「初めまして、小堀です」。相模さんのしもべです」。先生の言葉に、皆が笑った。

「ずいぶん長く堀越先生が診ていると聞きました。今日は堀越先生が沖縄に出張で診察の間が空くので、代診で来ました」。そう説明し、先生は松木さんの寝ている部屋に入り、その顔をしげしげと見つめた。

「今日は、耳元でどなっても目も動かさないんです」。相模さんが容態を説明する。

確かに、一週間前の訪問時には少しあった反応が今日はまったく見られない。だが先生は心配ないというように答えた。

「無理に反応させることはないですよ。顔色はいいですね」

孝子さんが言葉を返す。「確かに顔色はいいんです、熱があるかと思うくらいに」

見れば、点滴が入れられている。堀越先生の指示で訪問看護師がつけたらしい。久保田さんがその点滴を指さして孝子さんに尋ねた。「点滴の交換は？」

「点滴は毎日交換します。今日は、午後一時半です。清水看護師長さんが来てやってくれます」

小堀先生は、清水さんの名前に反応した。「清水さんが来てくれているのは、何より心強いね」。先生が在宅医として訪問診療を始めた当時、タッグを組んで患者宅を回っていたのが清水美香子さんだった。東日本大震災のときも一緒に診療していて、大きく揺れる車中、診療バッグを片時も手から離さなかったという。職務に忠実で患者思い、しかも腕がいいと先生は信頼を寄せている。

先生がカルテに目を通しながら尋ねる。「もともとは外来に通われていたんですよね」

孝子さんに代わって、相模さんが答えた。「そうです。高齢で通院するのが難しくなってきたとき、主治医に訪問診療を始めたいと相談したんですけど、なかなか許可を出してくださらなくて。それでほら、小堀先生が理事長先生に口をきいてくださってから訪問診療が始まったんです」

「そうでしたっけ。忘れちゃった」。本当に忘れていたのかどうか、先生はさらりとそう言った。

小堀先生が訪問診療を始めたころ、同じ堀ノ内病院のなかですら、訪問診療医と病棟医との間には医療に対する考え方に大きな隔たりがあったという。

訪問診療医は「住み慣れた家で、いかに心安らかに最期を迎えさせられるか」を目指す。一方、病棟医は「病気に打ち勝ち、一分でも長く命を保つ」ことを目標とする。小堀先生自身、外科医だったころは「救命、治癒、延命」と念仏のように唱えていたという。

極端な言い方をすれば、両者の目標は「満足な死をもたらす医療」と「生かし続ける医療」ということになり、著しくゴールが違うのだ。

「在宅医療」が浸透してきている今でも、先生は度々この考え方の隔たりに直面するという。

「そりゃ医療の質が違うし、病院のほうがきめ細かいコントロールができますから。高齢になれば多くの人が高脂血症を患うとか、血圧が高くなるとか、心臓が弱ってきたりしますね。病院はそういうところを治療したりコントロールしたりすることを目指すわけです。だから病院の主治医は、そうしたことを手厚くできない在宅医療というのを認めてくれない。僕は一時、ある医師から口をきいてもらえなくなったことがあってね」

先生は、苦笑いを浮かべた。

「これはあんまり明るみにはできないんですけど、一年半くらいその主治医が受け持っておられた患者さんがいまして。間質性《かんしっせい》肺炎といって、二、三か月おきに急に症状が悪くなって高熱が出るんです。それが起こるから、とても退院なんかさせられないとおっしゃって。それでも本人は退院したい、畳の上で死にたいとはっきり宣言した。一年半そういう状態だったから、僕は主治医に『暖かくなったら、ちょっと退院させたらどうでしょうか。僕が訪問診療に行きますし、高熱が出たらすぐ病院に戻しますから』と言って退院させたんです。そうしたら患者さんはとても喜ばれてね。この近所の方でしたけど。僕は『今度熱が出ても、もう病院なんか行くのやめようね』なんて知恵をつけたりして」

先生は私がカメラを回しているのをチラリと見たものの、止めろとも言わずそのまま話し続けた。

「その患者さん、俳句が好きだったんです。僕も小さいころから俳句が好きで、たまたま俳句のことを書いた記事を拡大コピーして持って行ったら、ものすごく喜んで読んでいました。退院して四日目くらいかな、お嫁さんが買い物に行って、帰って来たら息をしてなかったんですよ。その主治医にしてみれば、僕は大変な極悪人ですよ。ただ、患者さんは退院してとても幸せだった。僕に言わせれば、間質性肺炎はいくら入院していても治る病気じゃないんです。永遠に入院してなけりゃいけない。幸いなことに松木さんはそういうことはまったくなくて、本当に高齢で老衰そのものですから」

先生は、患者の最期の望みをかなえるために医師も覚悟を決めることがあるという話をすることで、松木さんを介護する孝子さんに覚悟を促しているようにも、私には聞こえた。

「それでも、やっぱり召し上がれなくなるのを、こうやってじっと見ているというのは、あなたにとってあまりいい気持ちではない。日干しにしているみたいでね」

話をじっと聞いていた孝子さんは、こくりとうなずいた。

「だからといって、高齢で体力が落ちている場合は、適量とはいえ点滴を静脈の中に入れると、心臓に負担がかかったりむくみが出たりする。そこで時間をかけてゆっくりと皮下に水分を入れる。すると体に負担がかからないようにじわじわと吸収されていくんです。今の状態というのはとてもよくバランスがとれているんです」

孝子さんは、まっすぐに先生の顔を見つめながら話に耳を傾けている。

「だから堀越先生が帰るころまでは大丈夫だし、僕が極悪人になったような一件は、松木さんには起きない。もちろん、いつかはお別れのときが来ますけど、それは誰がどう見てもハッピーな最期ですよね。人間、不老長寿ということはあり得ないわけだから」

隣で聞いていた相模さんも口を開いた。

「今、夜間は松木さん独りなんです。夜九時に最後のヘルパーさんが入っておむつを交換して、様子を見て、朝方に娘さんが来るまで独りなんです。娘さんが来たときに息が止まっているということがあるということも、お話ししてあります」

相模さんの話を受けて、先生は孝子さんにこんな話をした。

「なかなかうまくはいかないものでね。なかには、お母さんのベッドの脇に何日も付きっきりで寝たりする人もいますけど。いろんな考え方があるし、親子関係だって全部違いますから」

「そうですね」と孝子さんはつぶやいた。こんな状態になっても母親を独りにしておく自分を、孝子さんはどこか責めているようにも感じられる。それを小堀先生は敏感に感じ取っていた。

「僕は、常に患者を自分の視野のなかに置いて、何かあったらすぐに医者を呼ぶというのは、あまり関心しないんです。その点でも松木さんとあなたは理想的だと思いますよ。夜中は独りで静かにいさせてあげるというのは悪くない」

介護者に対する小堀先生独特のエールだ。相模さんも、ケアマネの立場から同調した。

「デイサービスから帰って来て、様子がおかしかったときね。今日はちょっと様子がおかしいし、湯飲みを床に落としたりするからといって、もう食べさせないで寝かせてくださいっておっしゃって。その度胸に感心しました。普通なら大慌てするんですけど。長いことかかわってきて、孝子さんがお母さんのことを理解しているというのがすごく楽なんですよね、まわりも」

「相模さんが感心するというのは、めったにないことですからね」。相模さんの参戦をうれしそうに聞いていた先生の言葉に、一同は大笑いした。皆の笑いが収まると、孝子さんはそっと言った。

「相模さんから教わっていましたから。何があっても、まずはとにかく訪問看護ステーションに電話して、それからっていう話になっていましたから。それと、うちは兄弟が多いんですけど、みんなで自然に終わらせてあげようと話し合っていますから」

「おそらく、このまま理想的な最期の経過をたどることになるでしょう」

「じゃあ、お赤飯でも炊きますか」。さすがの先生も孝子さんのこの言葉には驚いたようだった。

「それはやり過ぎ。さりげなく送るというのがいいですよ」

しばらくたって、孝子さんは思い切った様子で尋ねた。「このまま、そんなに苦しむことはないですか」。心の底にある、本音の心配事だ。

「ない、ない」。先生は横になっている松木さんをちらりと見て、こう続けた。

「最期、息は少し荒くなると思うのね。多少はそういうことはある。僕はもともとこういう医療をやってたわけじゃないんだけど、初めから専門でやってるドクターなどは、それがいいんだって言うんです。最期は荒い息をしてくる。それをやたらと鎮静してはいけないって。少量の麻薬を点滴に入れると鎮静できるけど、それをやってはいけない。生まれたときだって荒い呼吸をしていたんだから、死ぬときも同じだと。僕にはそう言い切れるキャリアはないけど、その分野のパイオニアは書いています。最期が苦しそうだからといって、荒い息を鎮静してはならないと。そういうフィロソフィー、哲学があるんだ。立派なお医者さんがそう言ってます」

医師としての哲学、死と向き合う医師の「死への哲学」を私は初めて聞いた。

そして、孝子さんにこうも言った。「まあね、四六時中そばにいてずっとみていなくてもね。映画なんか観に行ってらっしゃい」。死期が迫った母をこれから看取ろうとする娘に、なかなか「映画でも観てこい」とは普通は言えないだろう。でもそこが、小堀先生なのだ。

「うちにも家族がいますんで、洗濯物もあるし」。孝子さんの心も少しほぐれてきたようだ。

玄関を出る際に、先生は孝子さんの顔を見て、笑顔でこう言った。

「堀越先生が僕に松木さんのところへ行ってこいと言ったのは、こういう理想的な状況を見に行って勉強してこいと、そういうことだったんですね。何かあったら、いつでも対応しますから」

自然に、静かに逝かせたい

それから二日後の一二月七日の夕方。私は、孝子さんがなぜ母親の検査入院も断っているのか、その考えを知りたくて一人で松木さんのお宅を訪ねた。待ち合わせの時刻に着くと、ちょうど自転車で到着した孝子さんが、一本の太い大根を荷台から降ろすところだった。

「家族の夕食の買い物も済ませてきたから」と言いながら、大根を持ったまま母親が一人眠る暗い部屋へと入っていった。

「ハアハアハア」と暗闇の中から時折、荒い息遣いが聞こえてくる。蛍光灯のひもを引くと九六歳の松木さんがベッドに横になっている姿が浮かび上がった。

松木さんはこの日、点滴をしていた。もう意識はない。孝子さんは「大丈夫かな」と言いながら、点滴が規則正しく落ちているのを確認する。脳卒中で意識のない母親を、独居のまま寝かしているということの状態を、事情を知らない人が知ったら驚くだろう。でも、それが現実に可能であることを私は目の前にしている。

母親が今よりも元気だったとき、孝子さんは判で押したような毎日を繰り返してきた。毎朝八時ごろに自宅からやって来て母親に朝食を食べさせ、デイサービスに送り出す。いちど自宅に戻り、デイサービスから帰ってくる夕方に再び母の家へ出向く。戻ってきた母親に夕食を出し、ベッドに横にしておむつを交換する。加えて、自分が帰宅後の九時には、ヘルパーに再度おむつ交換などで三〇分間入ってもらっていた。その繰り返しを、一〇年間以上やってきた。

「こういう昏睡状態になったのは一〇日くらい前なんです。介護のしかたは、ヘルパーさんなどがやるのを見て覚えました。金銭的にも大変なので、できる範囲でやってます。うちの兄弟はみんな、それぞれ自分たちの生活で手いっぱいだから。そこで役割分担のようなものが自然とできてきた感じで。金銭的に困ったら誰々を頼るとか、そんなふうに。それで、女である自分が何となく介護に回ることになったんです」

話しながらも手際よくおむつ交換の支度を始めた。部屋を暖かくするようストーブをつけてから、孝子さんは台所へ向かった。電気ポットでお湯を沸かす。ガスは危ないと考えて、一切とめてしまったそうだ。温かいお湯を洗面器に注いで、タオルと一緒に母親の寝ている部屋へ運んでいく。

「はい、おむつを交換しますよ」と言いながら、毛布をベッドの柵に掛けた。

「ころがって顔をぶつけると困るから、こうするんです」

なるほど、プロから学んだちょっとした工夫が、孝子さんの介護のなかにはちりばめられている。おむつの着脱の際にも、ただ交換するだけではなく、出血しているか否かを確認してから捨てる。ただし、出血していても救急車は呼ばない。まずは訪問看護師に連絡するのだ。夜のヘルパーにも、何かあっても救急車は呼ばずに、訪問看護師に連絡するよう頼んでいる。

こうした介護を一〇年以上も続けてきたことに、ただただ頭が下がる。思わずこんな質問が口をついて出た。「介護では何がいちばん大変ですか」

「母の体の向きを変えること。感覚がないから、途中で尿が漏れてしまうこともあって。それと体が重いので自分も腰をやられるんです。老々介護ですから、大変で」

確かに、見ているだけでも孝子さんのことが心配になる。母親の体を何回も反転させて、体を拭いたりパジャマに着替えさせたりと、汗だくになりながら世話をしている。

「脳卒中を起こす前までは、看護師さんは月に一回、先生も月に一回だけでした。この一〇日くらいで、コンスタントに来てもらうようになったんです」

私は、ここで聞きたかった質問をぶつけてみた。

「なぜ、検査入院も延命治療もしない道を選ばれたんですか」

孝子さんは少し間をおいて、丁寧に答えてくれた。

「それが自然じゃないかと思ったんですよね。助かるものであればいいのですけど、そうでないなら治療や延命は一切しないというのは、初めから兄弟で決めていました。皆そういう考えだから、堀越先生からCTを撮ってみるかと聞かれたけれど、もうそれもいりませんと。いま原因がわかっても、手術できる状態ではないと思いますし。ケアマネの相模さんとも、延命はしないということで、ずいぶん話し合ってきました。九六歳ですし、十分に生きてきたと思うので」

しかし、脳卒中の母をこのまま独居にしておくことには、悩んでいたようだ。

「やっぱり、自宅に戻ってからも夜中、起きてしまいますね。きちんと息をしているかどうか気になって、常に頭から離れない。ヘルパーさんが夜九時に入ってくれるので、九時過ぎまで連絡がないと安心する。次の日の朝ここに来て、息があるとほっと一安心する。もし自分がいないときに亡くなっていたら、なぜその瞬間にいてあげられなかったんだろうと後悔しそうな気がしてね。そうしたら先日、相模さんが小堀先生に『夜は独りなんですよ』と説明したときに、先生が『それでいいんだよ』って言っておられた。映画なんかに行ってもいいんだと言ってましたでしょう。同じ屋根の下にいながら、家族が気付かないうちに亡くなってしまう人もいるんだから、というようなことを。それでずいぶん気が楽になりました。自分がここに来たときに、すでに息を引きとっていてもいいんだなとわかって。もう老衰だから、苦しむことなく最期を迎えるともおっしゃってくれた。ちょっと安心しました。あのようなお話が聞けると、家族はだいぶ楽ですね」

そして孝子さんは、意外な話をし始めた。

「実は、うちは親子の絆というのが薄かったんです」

母親も父親と同様に仕事を持っていたため、小さいころから一緒に過ごす時間がほとんどなかったという。ましてや家族旅行に出かけたこともなかった。かわいがられた記憶がほとんどないそうだ。

「父はこの家で早くに心筋梗塞で亡くなりました。亡くなったとき母もここにいながら気付かなかった。だから警官が来たくらい。でも苦しむことなくあっという間に亡くなったんです。その分、母が長生きして。小さいとき母の顔に触れたことなんかなかったのに、こうして今、触れているんです」

そう言いながら孝子さんは、母親の白い髪をゆっくりなでている。

「何をいちばん大事にしたいと思われますか」

「このまま自然に、苦しまずに、静かに逝ってもらうことですね。それがいちばん。まあ、幸せな人生だったと思います。たぶん冷静でいられると思います。覚悟もできていますし」

松木さんの家を出たのは七時ごろだった。もうあたりは暗くなっていた。孝子さんが雨戸を閉める音が、周囲に響きわたっていた。

最期の時間に寄り添う

一二月一一日。出張を終えて帰ってきた堀越先生が、松木さんの訪問診療に出向くというので同行した。もう命の時間が長くないことは私も感じていた。訪ねたのは夕方の五時ごろだった。

出てきた孝子さんは「一昨日の夜から泊まっています」と先生に告げた。小堀先生から「映画でも観に行ったら」と勧められて気が楽になったと言っていた孝子さんだったが、母の命の時間が限られていることを感じたのか、〝そのとき〟に寄り添おうとしていた。

「朝、清水さん（訪問看護師長）がみえて『大丈夫よ』と言ってくれたので、家のこともあるから一度戻りました」。前述のように孝子さんは、以前軽い脳梗塞を起こしたご主人の介護もしているのだ。

そんな話をしていると、松木さんの「うう」という唸るような声が聞こえた。

「四回くらい声を出すと止まるんです。昨日あたりからですかね」

松木さんに意識はなく、目を閉じて眠っているように見えるが、明らかに呼吸が変わっていた。同行した看護師の藤吉さんは、血圧計を先生に見せながら「ちょっと低いですね」とだけ言った。いつもなら数値を声に出して言うのだが、それをしなかった。数値がとれないほど低いことは、私にもわかった。

孝子さんは動揺することもなく、どことなく明るい声で口を開く。

「清水さんも測れないって言ってました。でも今朝は調子いいわ、測れるわって言ってましたから、いいときと悪いときがあるんですね」

先生は、もう意識のない松木さんに向かって「松木さん、ちょっと胸の音を聴かせてくれる？」と声をかけながら聴診を始めた。聴診が終わると、今度は手や足を確認した。

「手も足も紫色になっているでしょ。チアノーゼといって、血液の循環がよくないんですよ」

その説明に、孝子さんは「ストーブつけて暖めるとよくなるんです」と答えた。

「今、心臓の動きは精一杯というところかな。手とか足が紫色になっているけど、これはもう心臓の力が十分でないからね。足先や指先にまで血をめぐらせる力が落ちているんです。息もね、時々声が出るでしょう。強い息と、弱い息で、波がある。しっかり調整された呼吸ではなくて、吸う力がかなり弱くなっていて、今、限界まできてますね」

先生の口から「限界」という言葉が出た。

「倒れられてから、ほぼ二週間。そのときから下り坂になっていたけれど、今日か明日ですかね」

私は思わず孝子さんのほうにカメラを向けた。とても落ち着いて、先生の言葉に「はい」とだけ答えた。

「清水さんは、また夜来てくれると言ってたから、今はそばにいてあげるといいですね」

「はい」。孝子さんは、深くうなずいた。

「いつというのは、なかなか言えないから、緊張してずっと待つという気持ちでいることはありませんよ。ご本人がどこか苦しいとか、痛いというのはないと思いますし」

ハアハアと荒い息をする母親の横で孝子さんは「これが自然だと思います」とひと言だけ言った。

「本当に、自然だと思います。でも、自然に息を引き取ろうとしているお母さんを前にして、そばにいらっしゃるのもなかなか大変なことだと思います」

先生の気遣いに、孝子さんはこんなふうに応じた。「何となくわかる段階を踏んでいるので、もう近いなあと思って。だから二日前からちょっと泊まりがけで……」

深く胸に響いた。孝子さんは察していたのだ。命の残り時間を感じ取れるのは、長い間〝在宅〟で介護をし続けたからこそだろう。精神的な落ち着きは、十分に心の準備期間を置いたことの証しだろう。しかも、母親の独居をぎりぎりまで保ちながら、最期が近づくと母の死にとことん寄り添おうとしている。その覚悟に、私は目頭が熱くなるのを禁じ得なかった。

先生と孝子さんは、かつて松木さんが何度も入退院を繰り返しながら元気を取り戻していったこと、介護施設を変えてからますます調子がよくなって薬の量が減ったこと、普通の会話ができなかった段階からどんどん話ができるようになり周囲を驚かせたことなどを、懐かしげに語り合っていた。

「いわゆる認知症のおかしな感じというのは、なくなっていったんだよね」

「なかったですね。話は行ったり来たりするけど、つじつまは合っていましたから」

最後に、念を押すように先生は繰り返した。

「もうね、何かをしてあげる段階ではないので、そばにいてあげるというのがいちばん。最期を確認されたら連絡ください。慌てることはないです」

「『みどり』さん（訪問看護ステーション）に連絡ですよね。ずっと相模さんと話してきました。何があっても救急車ではなく『みどり』さんだと。そこから先生へ連絡がいくからと」

それを聞いて、先生は安心した表情で語りかけた。

「お母さん、ずっとここに寝ていて、この場所でよかったですね」

「はい。本当によかったです。ありがとうございました」

孝子さんの心からの言葉だった。

先生は立ち上がると松木さんの肩に手を置いて、じっと顔を見つめていた。心の中でお別れを告げていたのかもしれない。看護師の藤吉さんも、布団をかけなおしながら「失礼しますね」と挨拶をした。病院に戻るため車に乗り込んだころには、あたりはとっぷりと暮れ、玄関の外灯だけが煌々と光っていた。

病院への帰り道、車中で先生に尋ねてみた。「今晩あたりが峠ですか」。よくあるドラマの台詞のようになってしまったが、先生は、嫌な顔ひとつせずに答えてくれた。

「まあ、なかなか難しいけれど、いつ心臓が止まってもおかしくない。そういう状態で一日、二日ということもあるけどね。それは何とも言えない。手や足があんなに紫色になっているから、脳にも血が回っていないだろうし」

「娘さん、落ち着いていらして。覚悟ができていらっしゃいましたよね」

孝子さんの落ち着いた姿が、私には救いだった。

「そうね、きっと相模さんとよく話をしているから。自分より年上のケアマネさんだし」

老々介護のケースだと、ケアマネのほうが若いケースが多い。相模さんのように七〇代後半のベテランのケアマネはまれなのだ。

「松木さんは、相模さんが最期までお世話しようとしている患者の一人なんですよ。何人かそういう患者さんがいて、そういう人を見送り終えたら、相模さんは仕事を辞めると言ってるんです」

「引退ということですか」

「ずいぶん前から退職を考えていたみたいなんだけど、自分で見送りたい人が何人かいて、それを見届けてからでないと引退できないと言ってるんだよね」

孤独とは無縁の大往生

その日の夜七時三〇分。堀ノ内病院内にある訪問看護ステーション「みどり」から一人の看護師が出てきた。清水看護師長だ。これから松木さんのところに向かうという。駐車場に停めてある軽自動車のエンジンをかけて出発するところで、私も同乗させてもらった。

「こんばんは、お願いします」と声をかけて玄関を入ったところで、孝子さんが出てきた。清水さんの顔を見るなり、少し急いた声音で報告する。

「ちょっと厳しい感じ。かなり厳しい感じです。一応、兄弟たちには連絡を入れました」

清水さんは、すぐに松木さんのベッドに近づいて様子を確認した。堀越先生が訪ねた午前中より、息遣いが荒くなっていた。

「ご連絡つきましたか」

孝子さんは七人兄弟だが、長女はすでに亡くなっており、地方在住者もいる。明日には何人か来られるよう連絡は済ませていた。

「松木さん」と清水さんが名前を呼びかけるが、返事はまったくない。その様子を見て、孝子さんは、「もう薄目もあけなくなっちゃった」とつぶやいた。

聴診を終えた清水さんは、「ちょっとオシモをやりますか」と言って孝子さんを促した。こんな昏睡状態になっていてもオシモをきれいにするのだと私は少し驚いた。孝子さんはすぐに台所に行ってペットボトルにお湯を入れ、タオルと一緒に手渡した。清水さんは、作業がしやすいようにベッドを高くして準備に取りかかる。その間、孝子さんはずっと母の手を握っていた。

「朝はもっと紫色だったけど、今は少しましになったわ」と言って、時々さすったりもしている。私は、母と娘がつないだ手をしっかりと映像に収めた。たとえ意識がなくとも、この親子は確かにつながっていると心から感じた。

清水さんはゆっくりと松木さんのおむつをはがし、先ほどのペットボトルのお湯で松木さんの膣まで丁寧に洗浄している。ここまでやる看護師はそういないと孝子さんは教えてくれた。

「なるべく動かさないようにしますからね」。そう話しかけながら、松木さんの体を動かさないようにして、手早く新しいおむつに交換していく。

「もうこうなると、怖くて私はさわれないの」と孝子さんは言った。

続けて「口腔ケア」に取りかかる。「ちょっと失礼しますよ」と言って、歯ブラシの先がスポンジ状になっている器具を松木さんの口の中に入れ、拭き上げていった。「潤ってきましたよ」。清水さんは、松木さんがまるで聞こえているかのように接する。

ひととおりのケアが済むと孝子さんは、「また、明日もよろしくお願いします」と言った。清水さんも孝子さんに挨拶を返してから、もう一度、松木さんに語りかける。

「また明日の朝来ますからね。いいって言っても来ますからね。今日も娘さん泊まってくださるんですって。安心してくださいね」

清水さんは聴診器や血圧計など診療器具一式が入ったバッグを手に持って玄関に向かった。そして、そのときを一人で迎えるであろう孝子さんに向かって声をかけた。「頑張り過ぎないように」

清水さんの訪問看護の二時間後に、松木さんは旅立っていった。

翌朝いちばんにバイクで駆けつけたのは、ケアマネの相模さんだった。亡骸と対面した相模さんが声をかける。

「松木さん、よく頑張ったね。よかった、ここであなたの思いどおりに最期が迎えられて」

奥から孝子さんが顔を出す。「おはようございます。昨日、先生が来られて、今日か明日かとか言われてたから、ちょくちょく見てたの。息が荒くなって、しばらくたったら息が止まっていました」

「小堀先生が言ってたものね、最期は息が荒くなるって」

「そう、最期はもう息をしていなかった」

「実はね、昨日、私も松木さんのデイサービスとショートステイの終了手続きの連絡をしたの。それにしても、あなた在宅のモデルケースよ。普通、呼吸していなかったら救急車を呼んでしまうもの。それをしなかった。それを守れたのが素晴らしい」

「守れたというより、相模さんが段階を踏んで話をしてくれて、うちはこうしたいと先生に全部話をしてくれたから」。そこまで答えたあと孝子さんは「本当に、皆さんに支えてもらって……」と声を詰まらせた。相模さんも松木さんの亡骸に話しかけながら、涙を拭う。

「ああ、松木さんと一緒に頑張らなきゃと思っていたけど、これで終わりになっちゃった。でも、あなたは孝子さんがいたから、ここまでできたんだと私は思うわよ。この家を離れられないって、ずっと言ってたものね。よかったね、よく頑張ったよね」

松木さんにお別れを告げた相模さんは、外に出てから私に語ってくれた。

「笑顔で送ろうと思ったけど、だめでした。泣いちゃった。もう一〇年ですからね。でも達成感のようなものはあります」。思わず「相模さん、まだ辞めないでください」と言ってしまったが、相模さんは軽く微笑むと、五〇ccバイクのエンジンをブンと吹かして病院へ戻っていった。

それから三〇分後、堀越先生が松木さんの死亡確認のために到着した。

「きれいなお顔ですね、本当に」。その言葉に、孝子さんは「もう、大往生です」としっかりとした声で答える。

「生前の明るい声が、記憶に残っています」。先生は、自分の胸を押さえて孝子さんをまっすぐに見て、そう声をかけた。

「亡くなった悲しさより、先生の言葉のほうが……本当にありがとうございました」。会釈しながら孝子さんは瞼《まぶた》を押さえている。先生は、いつもそうするように松木さんの肩に手を置き、しばらく沈黙したあと、「松木さん、さよならね」と言ってお別れの挨拶をした。

玄関を出る際には、孝子さんに深々とお辞儀をしながらこう口にした。

「ご縁があって大切なことにかかわらせていただきました。ありがとうございました」

松木さんはずっと独居だったが、その最期まで孝子さんをはじめ、ケアマネの相模さん、訪問看護師の清水さん、医師の堀越先生や小堀先生、訪問診療チームの看護師たちがかかわり、支え続けていた。松木久恵さん九六歳の最期は、独居という状況にありがちな孤独とはまったく無縁だった。

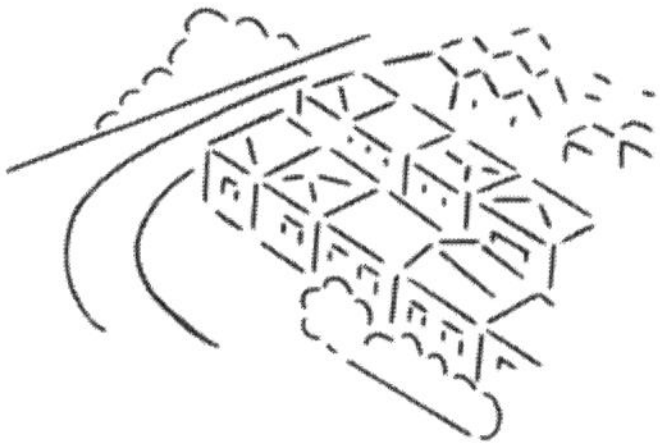

終章

在宅医療のこれから

変わる終末期医療

前章まで、在宅医療、在宅看取りの現実について、個別具体的な事例を通してつぶさに見てきた。最後のこの章では、それらの現況と課題を、制度と現場の両面から少し俯瞰して考えてみたい。

高齢化が進む日本で今、一年に一三〇万人以上が亡くなっている。国民の半数以上が住み慣れた自宅で亡くなることを望んでいるという調査結果があるにもかかわらず、二〇一六年の死亡者のうち、自宅で亡くなった人はおよそ一三%にとどまる。逆に病院で死を迎えた人は七六%だ。

膨らみ続ける医療費の抑制を目指して、国は二〇〇〇年代以降、医療提供の場を病院から患者の居宅に移す動きを加速させている。だが実際のところ、それで医療費が減るのだろうか。

在宅医療と入院医療のコストがどの程度違うのか、小堀鷗一郎先生が担当された九五歳の女性の患者を例に見てみよう。

彼女は認知症と高血圧を患っていたが、入院直前一か月間の訪問診療(訪問診療一回、応急診療一回)にかかった費用と、入院してから亡くなるまでの一一日間にかかった費用は、前者が三万一三〇〇円、後者が三三万二一八〇円である(小堀鷗一郎『死を生きた人びと』より)。

入院中の診療内容は標準的なもので、医療費も特段に高額ではなかったというから、その差は歴然としている。患者の病状にはさまざまなケースがあるため、この事例をもとにすべてを語るわけにはいかないが、入院した場合の医療費は、一般的に在宅での医療費に比べてかなり割高になるという。

国が推進する「病院から在宅へ」という医療の大きな施策転換には、それなりの目算があるということになる。

現在およそ六五〇万人といわれる団塊の世代がすべて七五歳以上となる二〇二五年、日本は五人に一人が七五歳以上、そして三人に一人が六五歳以上という超高齢社会を迎える。いわゆる「二〇二五年問題」が顕在化し、社会保障費（医療費、介護費、年金など）がかつてないほど膨れ上がる。財源の確保だけでなく、各種サービスの担い手の確保も大きな問題とされ、解決すべき課題が山と積み上がることになる。

こうした事態を受けて国は、二〇二五年には入院患者用のベッドを現在より一〇万床以上減らし、約一一九万床とする計画だ。その分、在宅医療の担い手を増やすため、医療機関や介護事業者への報酬を手厚くして後押しする。また、そのころには死亡者も年間約一五〇万人に増えると推計。医療機関だけでは対応できなくなる看取りを、訪問診療医が担えるよう促す方針だ。

以上のような状況を前に、二〇一八年には診療報酬と介護報酬のダブル改定が行われた。これにより医療と介護のさらなる一体化が促され、医師や訪問看護師、薬剤師などの医療従事者と、ケアマネや介護士、地域包括支援センターなど介護従事者の「多職種連携」が一層強化されることになる。例外もあるが、高齢者の多くは住み慣れた地域、暮らし慣れた自宅で最期を迎えることを望んでいる。その点で、今は国の方針と制度を利用する側の意向がおおむね一致していると言える。

改定の一例を挙げてみよう。訪問診療を担う病院では、医師や訪問看護師、薬剤師らが患者の退院後の療養方針を検討する会議（カンファレンス）が設けられているが、そこにケアマネが参加した場合の介護報酬が引き上げられた。また、ケアマネが患者の居宅を訪ねて体調の変化を把握し主治医らに報告した場合にも介護報酬を上乗せすることになった。報酬を増やすことで、在宅医療にマンパワーが注がれるように促しているのだ。

それ自体は望ましいことのように思えるが、小堀先生によれば、必ずしもメリットばかりとは言えない面もあるようだ。

問われる死への哲学

在宅医療を支える現場に、異なる役割の人が大勢かかわる場合、例えばカンファレンスで患者の最期をどう看取ったらいいかなど、さまざまな意見が出される。もちろん、家族と相談しながら事は運ばれるのだが、デメリットも生じる可能性があると小堀先生は危惧している。患者本人の意思がいつのまにか置き去りにされてしまう危険性だ。多職種の専門家が連携していくうちに、Aのケースの場合はBの方法をとる、といったようにある種のパターン化が生じ、そこにうまく当てはまらない患者の意思は置き去りにされる懸念があるという。

先生は前出の著書のなかで、そのことを「オートメーション医療よりオーダーメイド医療の充実を」と表現している。患者一人ひとりが死を前にして何を拠り所としているのかを知り、それを成就することに努力し、最期の日々に寄り添っていくことこそが訪問診療医のあるべき姿ではないか、というのが先生の考えだ。

あるとき先生は末期の胃がんを患う八七歳の女性を担当した。手術を拒否して在宅で余命三週間を過ごすことになった患者である。介護を担う長男には重度の障害があった。訪問初日、先生は患者から「病院には戻りたくない」、「塩辛いものが食べたい」という希望を聞いた。また、退院処方で出された薬を母親がすべて服用するのに、毎食後一時間半もかかるので薬を減らしたい、という長男の希望も聞いていた。

そこで先生は大胆な判断をする。患者には「好きなものを何でも食べてよい」と告げ、長男には「鎮痛を目的とした薬以外はすべて捨ててよい」と即答したというのだ。

二日後に先生が立ち寄ってみると、患者は上機嫌で、仰向けのまま水を飲み、枕元にはポテトチップスの空袋があったそうだ。誤嚥予防のため、水は病院では禁じられていた。そして、その三日後に彼女は亡くなった。しかし、水を飲んでいたときの患者の笑顔と、薬を服用させる苦労から解放された長男の安堵の表情は忘れられないものだったと先生は語っている（二〇一八年九月一二日、NHK「視点・論点」）。

もしこのケースが病院のカンファレンスにかけられていたら、この患者は亡くなる前に好きなだけ水を飲み、塩味のポテトチップスを食べ、満面の笑みを浮かべることができただろうか。そう考えると、在宅医療を推進していく上で、どのようなスタンスで訪問診療医を教育するのかは、大きな課題だろう。特に「看取り」まで行える医師の確保と育成の方向性が問われることになる。

二〇一八年の診療報酬の改定でも、特別養護老人ホーム（特養）での看取りを後押しするため、外部の医療機関の医師が特養で暮らす高齢者を診療した場合に高い報酬が支払われるようになった。

だが実態としては、患者の容態が悪化すると救急車の出動を要請することが少なくないという。居室での看取りが往々にして二四時間態勢となることへの負担があったり、特養や住み慣れた家で最期の瞬間を迎えることを、家族や患者自身が受け入れることの難しさがあったりするのだろう。これらを克服するには、医師の側に相応の力量が求められる。

小堀先生によれば、きちんと「死」を語ることができない医師もいるし、患者も家族も自分が「死ぬ」と思っていないケースが多いという。十分に説明し、合意の上で余命告知をしても、それを理解できていないか理解しようとしない、あるいは、受け入れられない場合がかなりあるという。

そうした状況は〝悲惨〟だと先生は言う。「人は死を意識するべきであって、残された時間が限られているのなら、それを伝えるべきだ」というのが先生の「死への哲学」だ。あくまでも患者の性格を見極めた上で告知すべきだが、最期が迫っている人に「限られた時間を有意義に過ごしてほしい」と考えるのは当然のことではないだろうか。

だからこそ、医師と患者やその家族との触れ合いから生まれる信頼関係が欠かせない。

どのタイミングで「死」を語り、心の準備を促していくのか。

しかし、神ならぬ人間にそのような判断は可能なのか。

その判断を下すのは、医師の「人間力」だと小堀先生は言う。〝完璧〟たり得ない判断をあえて下すには、単に医療に精通しているだけでは難しい。病気だけを診るのではなく、患者の「人生の尊厳」を大切にし、ともに最期まで歩んでいける「人間力」をもつ医師。そうした医師の育成も喫緊の課題だと思う。

一方で、こうした考えに与《くみ》しない向きもあるだろう。人間力は制度的な教育によって一朝一夕に養われるものではない。いわば属人的な要素である。そうした不定なものに頼る医療制度は、制度とは言えない――そんな声が聞こえてきそうだ。一人の医師の献身が美しいからといって、急増する高齢者の終末期を支える仕組みを整えていこうとするときに、個別の成功事例を聞かされたところで全体的かつ実態的な取り組みにつながるわけがない。そう考える人は少なくない気もする。

すぐには答えの出ない難しい問題だろうことを承知の上で言えば、それでも小堀先生が目指す医療は、在宅で最期を迎えようとする患者当人にとって大きな安心感につながるはずだと確信する。

「負け戦」に挑み続ける医師たち

番組制作の過程で、私は二〇〇日間で六四人の方々を取材し、およそ二四〇時間分の映像を撮った。最期の日々をどのように過ごすのか、患者さんやその家族の極めてプライベートな部分に立ち入り、取材をさせてもらった。

一切の予備知識もなく飛び込んだこれらの現場で感じたのは、看取りを含む在宅介護の現場では、圧倒的に「家族の協力」が大きな役割を果たすということだった。本書で紹介した事例のほとんどは、家族の〝無償のケア〟があったればこそ、住み慣れた家で最期を全うできたというケースだ。他方、離れて暮らす家族や親戚が、患者の希望していた「在宅での最期」を、患者のことを思うがゆえに阻むケースにも直面した。

独居の男性Mさんの例を紹介しよう。Mさんは肺腺がんを患い、通院している大学病院にほど近い老人ホームで暮らしていたが、がんは脳へ転移。「最期は自宅で」という強い希望から、在宅介護に切り替えた。

Mさんは自宅に他人が入ることを嫌がったが、堀ノ内病院の担当医である堀越先生が少しずつ関係を築いていくうちに、訪問看護師やヘルパーを受け入れることを了承した。Mさんが多種にわたる薬をきちんと服用しているかを確認するためにも、看護師やヘルパーの助けは不可欠だった。決められた薬を決められたときにのめない独居の高齢者がよくいるからだ。ましてやMさんの場合、がんが脳に転移してせん妄状態になり、ご近所に助けてもらった経緯もあった。

堀越先生はMさんの緩和ケアにつとめ、絶妙なバランスで薬を処方しながら本人の望みどおり自宅で最期を全うできるよう心を配っていた。しかし訪問診療が二か月ほど続いたところで思わぬことが起きた。嘔吐したのだ。危険な兆候だった。連絡を受けて駆け付けた先生に、Mさんの唯一の血縁者である地方在住の甥の希望が伝えられた。

「誰もいない家で孤独死させるのはしのびないので、是非とも入院させてほしい」ということだった。意識が朦朧としているMさんに先生が甥の意向を告げると、本人はこっくりうなずいたという。そこで急遽、堀ノ内病院に入院した。

入院したMさんを見舞おうと病室を訪ねたときに私が目にしたのは、体にたくさんのチューブをつながれてベッドに横たわる弱々しい姿だった。何かを訴えるような視線で私を見つめるMさんから思わず目を逸らしてしまったことを、今でも忘れられない。Mさんは入院の一週間後に亡くなった。看取ったのは病院スタッフだった。

Mさんが息を引き取った翌日、やるせない気持ちを抱えて先生にインタビューをした。Mさんが在宅死を望んでいたのは、誰もが知っていたからだ。だが先生は、唯一の血縁者である甥の意向を無視するわけにはいかなかったという。本人も同意の意思を示したのだから、なおさらだった。しかし誰よりも無念を感じていたのは、在宅で安らかな最期を迎えられるよう長い時間をかけて準備をしてきた堀越先生自身だろう。言葉を探す先生の長い沈黙から、私はそのことに気付かされた。

在宅での看取りがどうあるべきかに関しては、正解がない。Mさんのような独居の高齢者の場合は特に難しい、と専門医は口をそろえる。いくら在宅で最期を迎えたいと望んでいても、死に際に独りでいることの不安に押しつぶされ、いざというときに病院に行くことを選択するケースは少なくないという。患者の望む最期を実現するのは、一筋縄ではいかないのだ。そのことを表して小堀先生はよく「我々の戦いはほとんど〝負け戦〟」だと言う。

言葉の力と人間力

それでも医師たちは、訪問先で患者を励まし続ける。患者が元気でも具合が悪くても、笑っていても気落ちしていても、その都度患者に寄り添いながら、先生方はまるで最適な薬を選ぶように言葉を選んで声をかける。取材を通して感じ入ったことの一つに、医師の「言葉の力」がある。

どのような患者さんの家にも、その人となりを表すさまざまな情報が詰まっている。旅好きだった人なら、各地の土産物が部屋に飾られ、観光ガイドブックが本棚を埋めているといった具合だ。番組ディレクターとして駆け出しだったころ、しばしば先輩から、取材先のお宅にお邪魔したら本棚をよく観察してこいとアドバイスを受けた。

小堀先生は手練《てだ》れのディレクターがそうするように、相手の関心事に目を注ぐ。患者の好きなことや興味の対象を引き出すのがうまいのだ。そして、それを褒める。形式的に褒めるのではなく自分も楽しみながら、ときには冗談を交えながら褒める。すると患者も喜び、思い出話や記憶に残るエピソードを次々に語り始める。初めは元気のなかった患者が、最後には目を輝かせて、もっと話したいと口惜しそうな表情で先生を見送る姿を何度見たことだろう。

堀越先生は小堀先生ほど饒舌ではないが、どのような状態の患者に対しても、必ず肩に手を置き、励ましの言葉をかけてから部屋を出る。すると患者は安心した表情を見せる。堀越先生は「体と心はつながっている」と言う。

在宅医療において医師の言葉がいかに大切か。取材を通して、医師の言葉ひとつで患者の容態が変わることすらあるということを幾度となく思い知らされた。言葉が患者の容態に影響するなどと言うと、眉に唾をつけようとする人もいるかもしれない。私自身が証明できるはずもないが、医師と患者の濃密なかかわりを取材するなかで、それは私の確信になった。そして、どのような言葉がけができるかを決定づけるのは、やはり人間力だ。

在宅医療の制度を充実させることが重要なのは論を俟《ま》たないが、制度が整ったとしても在宅での看取りがうまくいくわけではないことに、誰もが感付いているはずだ。やはり最後にものを言うのは、医師や看護師、ヘルパーなど、患者と密接にかかわる人たちの人間力だろう。大勢の人たちへの取材を経て私が得た大きな気付きである。

あとがき

私には、子宮と卵巣がない。

四〇代のとき卵巣嚢腫《のうしゅ》と子宮筋腫ができ、生殖機能を担う臓器を全摘することになった。普通、嚢腫が小さければそこだけ切除して片方の卵巣を残すことができるのだが、私のは違った。

直径一〇㎝のものを含む多房性、嚢胞性《のうほうせい》というタイプで、異なった大きさの嚢胞（袋状の腫瘍）が、まるでブドウのようにたくさん私の卵巣の中にできていた。医師から悪性かもしれないとも言われ、開腹した際に切除することを決めた。「もう四〇代だし、今さら子供を産むことはない」。そう自分に言い聞かせ、それよりも案じることなく生きていけるほうを優先した。

だが、あれほどあっさり決めたのに、いざ卵巣と子宮のない体になってみると、小さな子供を抱えて歩くお母さんたちの姿が羨ましくてしかたがなかった。もはや自分の人生でわが子を抱くという日のないことが、はっきりしてしまったからだ。親に対しても、申しわけない気持ちでいっぱいになった。神様はなぜこの試練を私にお与えになったのだろう。そんなことが、ずっと頭から離れなかった。

翌年の二〇一一年から、なぜか「命の現場」にかかわる番組づくりを担当することになった。東日本大震災の証言番組や救急医療の最前線で奮闘する研修医たちのドキュメンタリーなどだ。私は、我を忘れて必死に番組制作に打ち込んだ。その過程で気付かされた。これが、神様から与えられた自分のミッションなのだと。この世に自分の子供を残すことはできないけれど、番組という「子供」を残すことができる。自分の番組や映像を見て、少しでも元気や勇気、希望を持ってくれる人々がいるなら、それこそが自分の生きている証しなのだと思うと、どんなにつらい現場でも踏ん張れた。

そして二〇一七年、「在宅死」のテーマに出会った。今思うと偶然でもあり必然でもあったのだ。最期の瞬間にカメラを携えて立ち会わせていただくことは本当に心苦しくもあり、つらい経験だった。

この年の一一月や一二月は、堀ノ内病院が受け持つ訪問診療先で亡くなった方がこれまで最も多く、私が取材でかかわった臨終はこの二か月間で一一件にも及んだ。私自身、途中で精神的に不安定になり、近くの禅寺に駆け込んだこともあった。

一方で、最期の日々に立ち会わせていただいたことで、大切なことを教えられもした。例えば、患者さんが亡くなる際に取り乱したり泣き崩れたりした家族は、私が取材で出会った方々のなかにはなかった。在宅で介護をするうちに、徐々に最期の瞬間に臨む心の準備をされたのではないかと思う。

在宅療養の場合、日々の生活のなかに患者がいて、やがて命の終わりが近づいてくると、患者の体も自然とサインを出していく。だんだんと食べられなくなり、眠っている時間が多くなると、体に褥瘡《じょくそう》（床ずれ）ができはじめ、指や足先が紫色になってくる。そういう状態を家族が見て、肌で感じ取る。ともに過ごす時間がゆるやかに流れていくことで、やがてやってくる「別れ」を受け止めることができるのではないか。取材を進めるうちに、そんなふうに感じたのだった。

一方で、病院ではそうした時間を持てないような気がする。むろん一概にどちらがよいということではない。「生かす医療」と「安らかな死のための医療」はゴールが違うからだ。ただ、これから迎える「多死社会」において、私たちは「死」を不条理なものとして覆い隠すのでなく、もっと身近なものにしてもいいのではないかと思う。

私の祖父は五〇代にして胃がんで亡くなった。私はまだ幼かったが、祖父の遺体を自宅に安置して葬儀が執り行われたことを覚えている。夜は、実の娘に当たる母親が遺体に添い寝をした。遺体がそこにあるということを、不思議と怖いとは感じなかった。

現代では患者が病院で亡くなると、葬儀社が手際よく遺体を安置所に運び、そのまま葬儀会場へと移されることが多い。葬儀が終われば、ほどなく焼き場に運ばれ骨となる。「死」というものを肌身で感じる時間が、あまりにも短いような気がする。日常から「死」というものが引き離され、隠されているために、実感のわかない社会になってはいないだろうか。

取材を通して、かけがえのない一人ひとりの「いのちの終いかた」を見せていただいた。

誰一人として同じ死はなかった。その上で、最期の日々の姿は、その人の生き方につながっているということも、感ぜずにはいられなかった。

番組を書籍化するに当たり、当時のことを思い出しながら書いていると、まるで亡くなった方々と再会しているような気がした。一人ひとりが先生と交わした会話、浮かべた笑顔、カメラに語りかけてくれた言葉や嘆き。それらが今でも時々、脳裏に浮かんでは消える。そのときにはわからなくても、あとで考えてみるとそういうことだったのかと気付かされることも多々あった。

「死」は、誰にでも平等にやってくる。頑強でも病弱でも、裕福でも貧しくても変わらない。まだ書き足りないことが山ほどあるが、これだけは読者の皆さんにお伝えしたい。元気なうちに、自分がどこでどんなふうに最期を迎えたいのか、考えておくとよいということだ。さらに、それを家族や大切にしている人たちと話し合うことができれば理想的だろう。たとえ思いどおりにならなくとも、こういう最期を迎えたいという意思表明をしておくことは大切だと思う。そうすることによって、これから自分がどう生きていくべきなのかが見えてくるかもしれない。この本がそうした機会を持つきっかけになれば嬉しい。

この文章を終えるに当たり、取材を許してくださった患者さんとご家族の皆さんに心から感謝いたします。皆さんと過ごさせていただいた日々がどれほど崇高なものであったか、言い尽くすことができません。本当に、私にとってかけがえのない時間でした。これからもプライベートでひょっこり訪ねていくことをお許しください。

そして、長期の取材同行を許可してくださった小堀鷗一郎医師と堀越洋一医師のお二方と小島武院長（現・理事長）、堀ノ内病院の皆さんにも深く御礼を申し上げます。二四時間態勢で取材に臨む私の寝床まで心配してくださり、皆さんの一員のように遇していただけたことは大きな喜びでした。

番組制作を始めるに当たって、最初に小堀先生と私を引き合わせてくださった新山賢治プロデューサーに御礼いたします。正月の三が日にもかかわらず出勤し、二四〇時間にものぼる撮影ラッシュを見ながら採用すべきシーンを一緒に吟味してくださったことを、決して忘れません。

番組制作に際し、細部にわたり助けてくださった福島広明プロデューサー。かつて研修医のドキュメンタリー番組を制作したときにもタッグを組ませていただきました。その際に福島さんが「自分で撮影してみたら」と言ってくださり、やり切ったことが今につながっています。ありがとうございました。

また、ＢＳ１スペシャルでは千葉聡史プロデューサー、ＮＨＫスペシャルでは春原雄策プロデューサー、ＮＨＫワールドでは伊藤純プロデューサーにもお世話になりました。皆さんのお力添えがなければ、番組をこの世に送り出すことはできませんでした。さらに、本書刊行とほぼ同時に、番組をもとにしたドキュメンタリー映画『人生をしまう時間《とき》』が公開されます。神様からいただいた「出会いのたね」を皆さんの力で大きく育てていただきました。

最後に、執筆に当たり、まるで長距離ランナーのコーチのようにして私を叱咤激励しながら脱稿まで導いてくださった担当編集者の加藤雅也氏に感謝いたします。

書くことは苦しいけれど、楽しいことでもありました。かつての上司に、番組制作を「たのくるしい」と評した人がいましたが、本の執筆もそうでした。

多くの人に支えられて生まれたこの本は、私の大切な「子供」です。この子が皆さんの人生にとって、何がしかの助けとなりますように。

二〇一九年八月

NHKエンタープライズ　制作本部　エグゼクティブ・プロデューサー

下村幸子

下村幸子　しもむら・さちこ

NHKエンタープライズ エグゼクティブ・プロデューサー。東京都生まれ。
1993年、NHKエンタープライズに入社し、ドキュメンタリーを中心に番組を企画制作。
主な番組に「僕はヒロシマを知らなかった～広島平和記念公園物語」
「証言記録 東日本大震災　福島県」「もう一つのニューシネマパラダイス
トルナトーレ監督のシチリア」「こうして僕らは医師になる
～沖縄県立中部病院 研修日記」（第50回ギャラクシー賞選奨受賞）等。

放送記録

BS1スペシャル「在宅死 “死に際の医療”200日の記録」（2018年6月10日放送）
撮影・ディレクター：下村幸子
語り：久嶋志帆　編集：青木観帆　映像技術：髙橋憲子　音響効果：三瓶智秋
プロデューサー：新山賢治　制作統括：千葉聡史、福島広明

NHKスペシャル「大往生　わが家で迎える最期」（2019年2月24日放送）
撮影・ディレクター：下村幸子
語り：中條誠子　編集：青木観帆　映像技術：髙橋憲子　音響効果：三瓶智秋
プロデューサー：新山賢治　制作統括：春原雄策、福島広明

NHK World Prime　A Doctor Beside the Deathbed（2019年1月12日放送）
撮影・ディレクター：下村幸子
語り：ハンナ・グレース　編集：青木観帆　映像技術：髙橋憲子　音響効果：三瓶智秋
プロデューサー：新山賢治　制作統括：伊藤純、福島広明

※BS1スペシャル「在宅死 “死に際の医療”200日の記録」は、
第7回（2018年度）日本医学ジャーナリスト協会賞映像部門大賞、
および第18回（2019年度）放送人グランプリ奨励賞受賞。

いのちの終《しま》いかた

「在宅看取り」一年の記録

2019年9月10日　第1刷発行

著　者　下村幸子　©2019 Sachiko Shimomura

発行者　森永公紀

発行所　NHK出版

〒150-8081　東京都渋谷区宇田川町41-1

電話　0570-002-151（編集）　0570-000-321（注文）

ホームページ　http://www.nhk-book.co.jp

振替　00110-1-49701

印　刷　亨有堂印刷所、大熊整美堂

製　本　ブックアート

Printed in Japan　ISBN978-4-14-081795-7　C0095